亚健康中医评估干预指导手册

许家佗 崔 骥 主编

科学出版社

北京

内 容 简 介

现代医学对亚健康缺乏有效的、针对性的干预手段。很多亚健康人群，客观实验室检查都正常，但主观感觉上却存在躯体不适。另外，当前亚健康领域十分复杂，错误的亚健康宣传大行其道。传统中医认为健康是人与自然、社会的和谐统一及动态平衡，即"阴平阳秘，精神乃治"。亚健康和疾病都属于人体内部的阴阳失衡状态。机体阴阳严重失衡，就会发生疾病；阴阳轻度失衡，就会处于亚健康状态。通过中医四诊进行体质辨识，医生能够及早发现亚健康人群气血阴阳失衡的体质和脏腑虚实，从而对其进行早期干预，制订相应的调控措施，在饮食、运动、起居、养生、治疗等方面进行指导，调控亚健康状态，以达到"未病先防、既病防变、瘥后防复"的"治未病"目的。

本书主要从亚健康概述、亚健康的中医辨识评估及中医药调治三个方面进行阐述，以供广大中医爱好者及中医学习者学习参考。

图书在版编目（CIP）数据

亚健康中医评估干预指导手册/许家佗，崔骥主编. —北京：科学出版社，2020.1

ISBN 978-7-03-062657-8

Ⅰ.①亚… Ⅱ.①许… ②崔… Ⅲ.①亚健康－防治 ②养生（中医） Ⅳ.①R441 ②R212

中国版本图书馆 CIP 数据核字（2019）第 225018 号

责任编辑：陆纯燕 孙 曼/责任校对：严 娜
责任印制：黄晓鸣/封面设计：殷 靓

科学出版社 出版
北京东黄城根北街 16 号
邮政编码：100717
http://www.sciencep.com
广东虎彩云印刷有限公司印刷
科学出版社发行 各地新华书店经销
*
2020 年 1 月第 一 版 开本：B5（720 × 1000）
2024 年 8 月第二次印刷 印张：12 3/4
字数：188 000
定价：40.00 元
（如有印装质量问题，我社负责调换）

前 言

自 21 世纪以来，经济的高速发展、科技的日新月异给我们的工作和生活带来了巨大便利，也让当今社会竞争更为激烈、生活节奏更为紧张。越来越多的人感觉自己的精力难以满足日益增长的工作和生活需求，疲于应对，进而陷入亚健康（subhealthy）。

目前，医学界系统讲解和宣教亚健康相关的科普著作依然较少。因此很多人对亚健康的认知、判断和干预存在诸多误区，导致很多亚健康人群无法有效识别亚健康症状，甚至进行或者接受了错误的干预，从而饱受困扰和折磨。主要表现在以下几个方面。

（1）对于公众而言，"亚健康"一词特别熟悉而又相对陌生。曾几何时，"亚健康"成了一个公众耳熟能详的流行词。不论谁有点小病，都说是亚健康：觉得精力不济，经常乏力，是亚健康；上火了牙龈肿痛，是亚健康；老觉得烦躁，容易发脾气，也是亚健康；失眠多梦，便秘肥胖，更是亚健康……好像一时间人人都陷入了亚健康。很多人觉得亚健康是个"万能筐"，什么问题都能往里装，只要不舒服就归结为亚健康，然而这正是大家对亚健康的第一个认识误区。亚健康，大家看似熟悉，实则陌生，不信的话，可以问下自己什么是健康，什么是亚健康，亚健康有哪些表现，什么原因会导致亚健康？估计大部分人答不出或者答不全，处于迷惑状态。

（2）如前所述，因为很多人对亚健康的认识处于一知半解的状态，似懂非懂的水平，所以直接导致亚健康看似容易判断其实难以鉴别。

首先，很多人容易把亚健康和疾病混淆。大多数人是根据日常的症状表现来判断自己身体状态的。有些人警惕性比较高，稍有些乏力、烦躁、失眠、便秘之类的症状，网络搜索一下，发现和某重病的临床表现很符合，就以为自己得了重病，整日惴惴不安，导致精神压力很大。这就是把亚健康当成了疾病。还有一种相反的情况，对自己的身体不够注意和爱惜，比如很多人表现出口渴、多饮、多食、多尿等典型糖尿病表现，在已经患病的时候，还以为是亚健康，小问题不用治，导致病情逐渐加重仍不自知。

其次，分不清亚健康的种类和程度轻重。亚健康其实是一个非常广泛的概念，包括不同的类别，其程度也有轻重缓急之分。如很多肥胖者伴有比较严重的乏力症状，符合传统中医气虚体质。但很多肥胖者对此不够了解，就容易顾此失彼，只看到肥胖而忽视乏力，也难以得到有针对性的干预。

最后，体检时易遇上亚健康人群。很多人会定期体检，这是一个值得提倡的好习惯。众所周知，体检异常者需要去正规医疗机构就诊。但很多人体检化验指标都正常，但就是感觉浑身不舒服，那他们是否属于亚健康呢？我们要辩证地看待体检结果，因为大部分体检是常规体检，筛查常见病、多发病，很多专科性的检查并不包括在常规体检中。传统中医在亚健康的辨识和干预方面具有独特的优势。因此我们建议，如果体检结果正常却伴有明显不适者，应进一步接受专科检查及到正规中医医疗机构诊治，以便鉴别疾病和亚健康。

（3）亚健康的干预方法看似很多，却无法落到实处。

首先，现代医学对亚健康缺乏有效的、针对性的干预手段。很多亚健康人群，全面检查的结果都是正常的，但存在较为严重的不适，对于这部分人群，现代医学往往只能建议调整生活方式，或者建议去找心理医生，或者去精神卫生科就诊，或者给予维生素或缓解焦虑的药物。

其次，当前亚健康领域十分复杂，错误的亚健康宣传大行其道。亚健康人群众多，很多不良厂商、虚假的养生专家都看上了这块领域，进行错误的亚健康知识宣传和推销，如一些不具备行医资格、提倡"绿豆治百病""拉筋治百病"的"伪中医"。

最后，亚健康人群由于缺乏正确的亚健康知识，只能以身试药，存在食品、保健品、药品的乱用和滥用现象。

千百年来，传统中医药一直兼收并蓄，与时俱进，寻求各种"灵丹妙药"守护着中华儿女的健康成长。传统中医药作为国粹，是我国医疗健康体系的重要组成部分，并被世界卫生组织纳入世界医学体系。一股传统中医药、传统中医文化的热潮方兴未艾，一股基于"互联网＋"的智慧中医热潮正在路上。传统中医认识和干预亚健康具有天然而独特的优势，早在三千多年前的《素问》中便有"消患于未兆""济赢劣以获安"等关于治未病的记载。中医学"治未病"、体质学说、阴阳平衡的整体观、辨证论治等理论，能够深入揭示亚健康的内涵，明确亚健康的成因及临床表现，辨析亚健康的分类与轻重缓急，并因时因地因人提出针对性的辨证论治干预方案。

传统中医认为健康是人与自然、社会的和谐统一及动态平衡，即"阴平阳秘，精神乃治"。因此，亚健康和疾病都属于人体内部的阴阳失衡状态。机体阴阳严重失衡，就会发生疾病。阴阳轻度失衡，身体就会处于亚健康。通过中医四诊进行体质辨识，能够及早发现亚健康人群气血阴阳失衡的体质和脏腑虚实，从而对其进行早期干预，制订相应的调控措施，在饮食、运动、起居、养生、治疗等方面进行指导，调控亚健康，以达到"未病先防、既病防变、瘥后防复"的"治未病"目的。

我们学术团队长期致力于亚健康的中医辨识和临床干预研究，已卓有成效，并在2010年上海世博会、"火星-500"航天等领域应用，在中医药临床对亚健康人群的干预方面也取得较为理想的疗效。针对目前亚健康的种种误区，我们剖析当前亚健康领域认识、辨别、干预三大痛点，认真总结研究心得，归纳为《亚健康中医评估干预指导手册》一书，期待抛砖引玉、正本清源，希望明确告诉广大亚健康读者三个问题的答案：什么是亚健康、怎么判断亚健康、怎么干预亚健康，最终远离亚健康误区和折磨，重拾健康人生与充沛精力。

本书总体分为三章。第一章，希望能回答什么是亚健康，系统详述亚健康的含义、成因、主要表现，以及中医如何看待亚健康。第二章，希望能够回答怎么判断亚健康，系统阐述了亚健康的分类。为了便于读者按图索骥，我们全面归纳了亚健康的分类，既有按照现代医学化验指标分类和临床症状分类方法，也有按照传统中医证候、体质、脏腑经络分类方法。在此基础上，本书详细讲述了中医特色四诊的亚健康评估方法。第三章，希望回答如何有效干预亚健康。亚健康的干预是一个系统工程，首先，我们总结了亚健康干预的精神调摄、生活起居调摄、饮食与食疗、经络调养、火罐与刮痧、功法、中药干预七大原则；其次，第三章承接第二章的亚健康分类方法，针对每一种亚健康分类方法提供一整套系统的亚健康干预和治疗方案。因此，不论读者是否具备医学常识，也不论其是否熟悉中医理论，只要按图索骥，分门别类地查找对应的亚健康分类表现，就能判断自己是否处于亚健康，是哪种亚健康，怎么干预亚健康。

　　因编者水平有限，本书难免存在不足之处，敬请读者不吝赐教。

编　者

2019 年 6 月

目 录

第二章
亚健康的中医辨识评估

第三章
亚健康的中医药调治

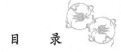

第一章

亚健康概述

第一节　亚健康的含义

1. 健康的概念

1989 年世界卫生组织（World Health Organization，WHO）对健康进行了新的定义，即"健康不仅是没有疾病，而且包括躯体健康、心理健康、社会适应良好和道德健康"。因此，健康不只是指躯体健康或者体质健壮，还包括心理健康、社会适应、道德品质的相互依存、相互促进的有机结合。人体只有在这几个方面同时健全，才能算是真正的健康。一般而言，心理健康有广义和狭义之分。广义的心理健康是指高效而满意的、持续的心理状态；狭义的心理健康是指人的基本心理活动过程内容完整、协调一致，即认知正常、情感协调、意志健全、个性完整及适应良好，与社会保持同步，能充分发挥自身最大的潜能，以适应生活、学习、工作和社会环境的发展及变化。"社会适应"一词最早由 Herbert Spencer 提出，指个体逐渐地接受现有社会的道德规范与行为准则，对于环境中的社会刺激能够在规范允许的范围内做出反应的过程。社会适应对个体有着重要意义。道德健康主要是指能够按照社会道德行为规范准则约束自己，并支配自己的思想和行为，有辨别真伪、善恶、美丑、荣辱的是非观念和能力。WHO 关于健康的十条标准如下：

（1）有充沛的精力，能从容不迫地安排生活，胜任工作。

（2）处事乐观，态度积极，乐于承担责任。

（3）善于休息，睡眠好。

（4）应变能力强，能适应外界环境各种变化。

（5）能够抵抗一般性感冒和传染病。

（6）体重适当，身体匀称。

（7）眼睛明亮，反应敏捷。

（8）牙齿清洁，无龋齿。

（9）头发有光泽，无头屑。

（10）肌肉丰满，皮肤有弹性。

2. 亚健康的概念

WHO 提出了健康的概念，而在临床上除了疾病，还存在一种介于健康和疾病之间的状态即为亚健康，现代医学也将亚健康称为第三状态。这一种状态最早是由 20 世纪 80 年代中期 Berkman 教授发现的，且亚健康在经济发达、社会竞争激烈的国家和地区中普遍存在。这种状态下的人们虽然身体没有患病，但会出现生理功能减退、代谢水平低下，表现为经常感到疲乏无力、免疫力低下、自然衰老加快、头晕头痛、失眠健忘、心悸胸闷、肌肉关节酸痛、心绪不宁、情绪低落、烦躁不安、人际关系紧张、社会交往困难等种种躯体或心理不适的症状，但通过现代仪器和方法检测却未发现阳性指标，或虽有部分指标的改变，但尚未达到西医疾病的诊断标准。

亚健康概念的提出扩充了中医学以预防为主的内容，即指中医学"治未病"中未病先防的理念。亚健康虽无单一明确的致病原因，但与日常生活习惯、工作状态、社会适应能力等关系密切，临床表现复杂多样。所以，通过"阴阳平衡"以调整人体生理功能的中医思维体系在亚健康的管理上有显著优势。

3. 现代医学对亚健康的认识

亚健康尚不能明确诊断为现代医学的某种疾病，因为亚健康人群的现代医学和实验室等的检查结果处于正常与疾病的临界状态。现代医学对于亚健康有两种分类方法，一种是依据症状谱的分类；另一种是以"健康四维"的观念提出的分类。

以症状谱的分类如下：①躯体不适综合征，表现出身心上有不适感，躯体物理检查及实验数据均正常；②亚临床状态综合征，具有某些明确疾病临床表现倾向的潜伏前期表现；③原因不明综合征，此类症状不具有病理意义但也查不出具体原因，如更年期综合征、神经衰弱综合征等；④病原体携带者综合征，个体为病原体携带者，但他们躯体功能正常，心理状态、社会适应能力正常，病原体检查实验值异常，如结核菌携带者等；⑤检验高低值临界状态，某些临床检查的实验值处于高低限值状态，如血压、血糖值的偏高状态，血钙、血铁等实验值偏低状态等；⑥躯体健康处于高致病性危险因子状态，如超重、吸烟、过度紧张等。

以现代医学模式转变和疾病谱的变化为基础，提出如下分型：①功能失调型亚健康，主要表现为原因不明或排除疾病来源因素的组织器官功能不良状态，如体力疲劳、虚弱、周身不适、性功能下降或月经周期紊乱等；②精神与心理型亚健康，主要表现为不明原因的脑力疲劳、情感障碍、思维紊乱、恐慌、焦虑、自卑，以及神经质、冷漠、孤独、轻率甚至产生自杀念头等；③环境污染型亚健康；④道德型亚健康，主要表现为世界观、人生观、价值观和意识形态上存在着明显的偏差与攀比心理过甚等；⑤生活方式型亚健康；⑥病原因素型亚健康，有明确的可追溯疾病起源史，如家族先天性心脏病史和家族高血压史。

4. 中医学对亚健康的认识

中医学对亚健康的认识比西医要早，《黄帝内经素问注》中的"消患于未兆""济赢劣以获安"即是关于治未病的记录。而亚健康是在医学视野扩展、健康观念转变、医学模式更替基础上提出的新概念，是现代社会发展的产物。中医学的"未病"与现代医学的亚健康有一定的对应关系，但中医学"未病"的范畴要远大于现代医学的亚健康概念。

对亚健康病因病机的认识，中医学认为亚健康是由于各种原因所导致的机体阴阳气血之间暂时失衡，情志失调、饮食失节、六气不顺、劳逸失度、体质因素、年老体衰等是亚健康的主要病因病机。

对于亚健康，中医可通过四诊明确中医诊断，在辨证方法上以病性辨证和脏腑辨证为主。中医的舌诊和脉诊具有悠久的历史，《黄帝内经》

《伤寒论》等古典医籍中就有关于望舌诊病、切脉诊病及望面色诊病的记载。

第二节 亚健康的成因

亚健康的形成与很多因素有关,包括环境的污染、紧张的生活节奏、过大的心理压力、不良的生活习惯、人体的自然衰老、生物钟的低潮、个体性格等,具体成因分析如下。

1. 遗传因素

脏气强弱与禀赋阴阳不同,不同的人在神态、颜色、性情、筋骨、勇怯与刚柔等方面都可表现出差异。

2. 性格心理

亚健康的产生与个体性格有关。敏感、内心多疑者容易出现亚健康。存在的健康危险因素越多,其自我重视程度越高也越容易出现亚健康。有易发怒、易激动、易烦躁、易焦虑等这些负面情绪者也容易出现亚健康。

3. 体质因素

中医体质与亚健康之间存在着一定的关联性,对亚健康的发生、发展有重要影响。中医的体质分型是依据构成人体的基本物质阴阳气血津液的不同,结合中医临床实践的中医辨证分型总结出来的。在人的体质分型中,除正常体质外,大多命名是采用中医证型的名称,但实为人的体质属性所表现,如阴寒质(寒)、阴虚质、阳热质(火)、阳虚质、偏湿质、多痰质、血虚质、血瘀质、气虚质、气郁质等。中医的偏颇体质与亚健康之间存在转化关系。中医认为健康是人与自然、社会的和谐统一及动态平衡,即"阴平阳秘,精神乃治",因此亚健康和疾病都属于人体内部的阴阳失衡状态。机体阴阳失衡,就会发生疾病。阴阳失衡的初期,就相当于亚健康。通过中医体质辨识能够及早发现亚健康人群气血阴阳失衡的体质状态，从而进行早期干预，并依据不同体质类型，制订相应的调控措施，在饮食、运动、起居、养生、治疗等方面提出建议，进行指导。通过改善偏颇体质状态来调控亚健康，最终达到"未病先防、既病防变、瘥后防复"的"治未病"目的。

4. 年龄因素

人体自然衰老时会出现体力不足、精力不支、社会适应能力下降等表现，如女性出现更年期综合征时，会表现为生理系统功能紊乱，精神情绪烦躁。男性更年期综合征虽然不明显，但也会产生精神衰退、精神烦躁、精力下降等症状，此时人体虽然没有明显的疾病，但已不是完全健康，而是亚健康。

5. 职业因素

由于一些特殊行业的工作者需要承担更大的心理压力，所以这也成为威胁这类工作者健康的潜在因素，如医务人员，工作的复杂度、繁重度和紧张度较一般职业要高。伴随我国经济的高速发展，物质生活水平的提高，人际关系的日趋复杂，疾病谱的改变，患者需求的多层化，医学模式的转变，医生群体正在经历有史以来最为严重的信任危机。另外，医务人员所接触的大多是患者，特别是传染病患者，会对临床医生的健康构成额外的威胁。随着科学技术的发展，对临床医生的要求也越来越高，不仅要有高超的医疗技术、科研教学能力、知识更新的能力，而且要熟练应用新技术、新材料、新观点等现代化科技手段和世界相关学科最新科研成果。这些都加重了临床医生的压力。在现代社会，这种工作压力是造成亚健康的重要原因。

6. 生活方式

良好的生活习惯对保持健康至关重要，如饮酒过量会导致倦怠脘闷、头目不爽、口干口黏、舌苔黄腻、不思饮食等一派湿热征象。生命在于运动，生命也在于静养。每个人在不同的年龄阶段，身体的客观情况都处于动态的变化之中，如若在需要锻炼时选择少动，也会损害健康。

我们正处于网络流行的时代，手机、电脑都在充斥着我们的眼睛和大脑，理应休息时却强行支撑劳作也会损害健康。人类在生物进化中形成的固有的生命运动规律，即生物钟，它在维持生命运动的气血运行和新陈代谢方面至关重要。如若逆时而作就会破坏这种生物钟，影响人体新陈代谢，长此以往就会出现亚健康。不合理的饮食习惯和饮食结构，如过多地摄入低蛋白、高热量食物，或暴饮暴食，或偏食，不重视早餐等也在无形中影响着人们的健康。

7. 环境因素

人生活在自然环境中，与自然环境相互依存，随着人们生活水平的提高，人和生存环境恶化之间的矛盾日益突出，森林锐减、土地资源恶化、水资源短缺、全球变暖、生物多样性减少、病虫害增加等生态环境的破坏，工业化的发展带来的空气和水源的污染，这些最终造成自然环境的破坏，影响到人体，使机体变得脆弱，机体易感性增加，进而导致人体功能失衡，出现亚健康。

8. 社会因素

作为社会中的人，在社会网络中的相互关系是否协调，是影响健康的重要因素。社会生活的复杂性、多变性，对其工作、婚姻及家庭生活产生了极大的影响，所以个体需要接收各方面带来的压力。人们长期处于这种环境下容易造成心理的紧张和巨大的心理压力，以致人体生理功能发生改变，免疫力下降，出现亚健康。

此外，亚健康的产生还与性别、基础疾病等有关。因此，要走出亚健康，除了寻找合适的治疗方法外，还需要进行自我调节。

第三节　亚健康的主要表现

亚健康的表现多种多样，千差万别，但有共同的表现：①功能（活力）降低；②适应力下降；③感觉异常；④体格检查指标基本正常（可能有部分指标异常，但特异性指标均属正常）。据此可言，亚健康实际上是一种似病而非病的状态，或者说是一种低水平的生理状态。

WHO 从躯体健康、心理健康、社会适应良好和道德健康四个维度来定义健康，我们以此为依据，将亚健康分为躯体型亚健康、心理型亚健康、社会交往型亚健康、道德型亚健康。

1. 躯体型亚健康

躯体型亚健康以头痛头晕、两眼干涩、胸闷气短、心慌、疲倦乏力、少气懒言、食欲不振、消化吸收不良及胸胁胀满等为主要症状，但是在医院检查项目中未发现异常指标。导致躯体型亚健康的主要原因是长期过度劳累，不能及时解除疲劳、缓解压力，最终积劳成疾甚至导致死亡。具体又可分为以下几类。

（1）疲劳型亚健康：以持续 3 个月以上的疲劳无力为主要表现，并排除一切可能导致疲劳的疾病，如病毒性肝炎、肿瘤、糖尿病、重度抑郁症等。

（2）睡眠失调型亚健康：以持续 3 个月以上的失眠（入睡困难，或多梦、易醒、醒后难以入睡等）或嗜睡，晨起时感觉乏力或不快为主要表现，并排除可能导致睡眠紊乱的各种疾病，如睡眠呼吸综合征、重度抑郁症、发作性睡病等。

（3）疼痛型亚健康：以持续 3 个月以上的各种疼痛为主要表现，并排除可能导致疼痛的各种疾病，多表现为头痛、颈肩部僵硬疼痛、腰背酸痛、肌肉酸痛、关节疼痛等。

（4）其他症状型亚健康：以持续 3 个月以上的其他症状为主要表现，并排除可能导致这些症状的各种疾病。

以上各类型的症状如果同时出现，以最为严重者作为归类依据。

此外，还可以根据西医生理病理特点进行分类：①易感冒型亚健康，主要表现为抵抗力下降，容易受感染，反复感冒，常伴咽痛、低热等；②消化不良型亚健康，主要表现为食欲不振、有饥饿感却没有胃口、腹胀、嗳气、腹泻、便秘等症状；③心肺功能低下型亚健康，表现为胸闷气短、胸痛、喜太息、心悸、心律不齐、血压不稳，经各种检查排除器质性心肺疾病；④内分泌代谢紊乱型亚健康，主要表现

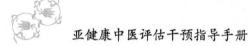

为月经失调、痛经、轻度高血脂、高尿酸、糖耐量异常、性功能减低等症状。

2. 心理型亚健康

心理型亚健康以情绪低落、抑郁寡欢，或情绪急躁、紧张易怒、焦虑不安、心中懊悔、睡眠不佳、记忆力减退、兴趣爱好减少及精力下降等为主要症状，其中最为常见的症状是焦虑，一旦症状持续存在，就很难解脱和控制自我，从而进入心理障碍和心理疾病阶段甚至诱发躯体疾病。在上班的特定环境中，由于工作不理想，心理压抑和紧张逐渐加剧，而致烦躁频生，称为职业性烦躁。职业性烦躁所产生的负面情绪会通过影响精神系统、内分泌系统和免疫系统，进而影响全身，导致机体免疫水平下降，抗病力减弱，内分泌失调，严重影响身心健康。

最常见的心理型亚健康类型如下。

（1）焦虑型亚健康：持续 3 个月以上的焦虑情绪，并且不满足焦虑症的诊断标准。焦虑情绪是一种缺乏具体指向的心理紧张和不愉快的情绪，主要表现为精神焦虑不安、急躁易怒、恐慌，可伴有失眠、噩梦及血压升高、心率增快、口干、多汗、肌肉紧张、手抖、尿频、腹泻等自主神经症状，也可因这些躯体不适而产生疑虑和忧郁。

（2）抑郁型亚健康：持续 3 个月以上的抑郁，并且不满足抑郁症的诊断标准。抑郁情绪是一种消极情绪，主要表现为情绪低落、郁郁寡欢、兴趣减低、悲观、冷漠、自我感觉很差和自责，还有失眠、食欲和性欲减低、记忆力下降、体重下降、兴趣丧失、缺乏活力等表现，有的甚至产生自杀念头。

（3）恐惧或嫉妒型亚健康：持续 3 个月以上恐惧情绪，并且不满足恐惧症的诊断标准，主要表现为恐惧、胆怯，还有妒忌、神经质、疑虑、精神不振、记忆力减退、注意力不集中、失眠健忘、反应迟钝、想象力贫乏、情绪易激动、容易生气、爱钻牛角尖、过于在乎别人对自己的评价等。

（4）记忆力下降型亚健康：以持续 3 个月以上的近期记忆力下降，或不能集中注意力做事情为主要表现，且排除器质性疾病或非器质性精神类疾病者。

3. 社会交往型亚健康

社会交往型亚健康以孤独、冷漠、自卑、猜疑、自闭、虚荣及骄傲等为主要表现。现代人际交往离不开健康的心态和良好的道德水准。现代社会人与人之间的情感沟通越来越少，这也是现代人患心理障碍和心理疾病人数众多的原因。

此型亚健康的特征是以持续 3 个月以上的人际交往频率减低或人际关系紧张等社会适应能力下降为主要表现，常见类型如下。

（1）青少年社会交往型亚健康：因家庭教养方式不良及个人心理发育等因素，导致青少年社会适应困难，一旦离开家庭，独立生活能力差及难以适应新的生活环境，处理不好人际关系。

（2）成年人社会交往型亚健康：成年人因为需要面对许多问题，如工作环境变换、复杂人际关系的处理、家庭的建立、子女的养育、工作压力、知识更新等，容易陷入不良的情绪当中。

（3）老年人社会交往型亚健康：由于老年人难以调整适应退休后的生活内容，适应不了社会地位的改变，会引起不同程度的心理障碍，故老年人容易感到孤独、苦闷、孤僻或是自怨自艾。

4. 道德型亚健康

道德型亚健康指持续 3 个月以上的道德问题，直接导致行为的偏差、失范和越轨，从而使人产生一种内心深处不安、沮丧和自我评价降低的状态。

第四节　体质与亚健康

1. 体质的概念

体质有身体素质、形体质量、个体特质等多种含义。中医学中体质是指人体生命过程中，在先天禀赋和后天获得的基础上所形成的形态结构、生理功能和心理状态方面综合的、相对稳定的固有特质，是人类在生长、发育过程中所形成的与自然、社会环境相适应的人体个性特征。

中医体质概念一方面强调人体体质的形成基于先天禀赋和后天调养两个基本因素；另一方面，反映了中医学整体观念，说明个体体质是在后天生长、发育过程中与外界环境相适应而形成的个体特征。

2. 中医体质的分类

（1）古代中医体质分类：早在春秋战国时期，古人从广袤无垠的时空观出发，研究周围环境影响下所形成的人体各种不同形态，通过对形、色、神、态等方面的观察，以"司外揣内""以表知里"为基本研究方法，对中医体质进行分类。

1）体质五行分类：《灵枢·阴阳二十五人》运用阴阳五行学说，结合人体肤色、体形、禀性、态度及对自然界变化的适应能力等方面的特征，归纳总结出木、火、土、金、水五种不同的体质类型。

木型体质的人，皮肤苍白，头小，面长，两肩广阔，背部挺直，身体小弱，手足灵活，有才能，好劳心，体力不强，多忧虑，做事勤劳。

火型体质的人，皮肤赤色，脊背肌肉宽厚，脸形瘦尖，头小，肩背髀腹匀称，手足小，步履稳重，对事物的理解敏捷，走路时肩背摇动。其性格多气、轻财，缺乏信心，多虑，认识事物清楚，爱漂亮，性情急，往往不能享有高寿而突然死亡。

土型体质的人，皮肤黄色，面圆，头大，肩背丰厚，腹大，大腿到足胫部都生得壮实，手足不大，肌肉丰满，全身上下都很匀称，步履稳重，举足轻。其内心安定，助人为乐，不喜依附权势，爱结交人。

金型体质的人，皮肤白色，面方正，头小，肩背小，腹小，手足小，足跟坚厚而大，骨轻。其为人清白廉洁，性情急躁刚强，办事果断利索。

水型体质的人，皮肤黑色，面部不光整，头大，颊腮清瘦，两肩狭小，腹大，手足好动，行走时身摇，尻骨和脊背很长。其禀性无所畏惧。

2）体质阴阳分类：体质阴阳五分法见于《灵枢·通天》。健康人群的阴阳应当是平衡的，但就具体人来说，不同个体之间还是有差异的。有的人体质偏阳（阳多阴少），有的人体质偏阴（阴多阳少），只有一部分人可接近阴阳平衡。通过阴阳学说将体质分为以下五类。

太阴型体质的人，性情是贪而不仁，表面谦虚，假装正经，内心却深藏阴险，好得恶失，喜怒不形于色，不识时务，行动上惯用后发制人的手段。其形态表现为面色阴沉黑暗，貌似谦恭，躯体正常，可是卑躬屈膝，故作姿态，而并非真有佝偻之病。

少阴型体质的人，贪小利而暗藏贼心，见到别人有了损失，他就幸灾乐祸，好搞破坏来伤害人，见到别人有了荣誉，他反而感到气愤，心怀嫉妒，对人没有恩情。其形态表现为貌似清高，但行为鬼祟，偷偷摸摸，站立时躁动不安，走路时好似伏身向前。

太阳型体质的人，处处喜欢表现自己，且洋洋自得，好说大话，但并无实际能力，言过其实，好高骛远，作风草率而不顾是非好歹，常常意气用事，过于自信，事情失败，但从不后悔。其形态表现为趾高气扬，昂首挺胸。

少阳型体质的人，做事精细，自尊心强，稍有小小地位，就高傲自得，喜欢出头露面。善于外交，而不愿默默无闻地埋头工作。其形态表现为站立时惯于把头仰得很高，行走时喜欢摇摆身体，常常背着双手。

阴阳和平型体质的人，生活安静自处，不介意个人名利，心安而无所畏惧，寡欲而无过分之喜，顺从事物发展的自然规律，遇事不与人争，善于适应形势的变化，地位虽高却很谦虚，以理服人，而不是用压迫的手段来治人，具有极好的治理才能。其形态表现为从容稳重，举止大方，性格和顺，态度严肃，但待人和蔼，目光慈祥，办事条理分明。

（2）现代中医体质分类：主要参考北京中医药大学王琦教授提出的九种体质分类方法（表 1-1）。

表 1-1 九种体质表现及特点

体质类型	形体特征	常见表现	心理特征	发病倾向	适应能力
平和质	体型匀称健壮	肤色润泽，发密有光泽，目光有神，嗅觉通利，味觉正常，精力充沛，耐受寒热，睡眠安和，胃纳良好，二便正常	性格随和开朗	平素患病较少	对外适应能力较强

续表

体质类型	形体特征	常见表现	心理特征	发病倾向	适应能力
气虚质	肌肉松软	气短懒言，精神不振，疲劳易汗，目光少神，唇色少华，毛发不泽，头晕健忘，大便正常，小便或偏多	性格内向不稳定	易患感冒和内脏下垂	不耐受寒邪、风邪、暑邪
阳虚质	肌肉松软	平素畏冷，喜热饮热食，精神不振，睡眠偏多，口唇色淡，毛发易落，易出汗，大便溏薄，小便清长	性格内向沉稳	发病多为寒证，易患肿胀、泄泻、阳痿	耐夏不耐冬，易感湿邪
阴虚质	体型瘦长	手足心热，口燥咽干，两目干涩，唇红微干，皮肤偏干，易生皱纹，眩晕耳鸣，睡眠差，大便干燥，小便短赤	性格急躁外向好动	易患阴亏燥热病等	耐冬不耐夏，易受燥邪
痰湿质	体形肥胖腹部肥满松软	面部油多，多汗且黏，面黄胖暗，眼胞微浮，容易困倦，身重不爽，大便正常或不实，小便不多或微涩	性格温和多善忍耐	易患消渴、中风、胸痹等病证	不适应潮湿环境
湿热质	体型偏胖	面垢油光，易生痤疮，口苦口干，身重困倦，大便燥结，小便短赤，男性易阴囊潮湿，女性易带下量多	性格急躁易怒	易患疮疖、黄疸、火热等病证	难适应湿热交蒸气候
瘀血质	瘦人居多	面色晦暗，易有瘀斑，易患疼痛，口唇暗淡或紫，眼眶暗黑，发易脱落，肌肤干，女性多见痛经、闭经等	性格急躁心情易烦	易患出血、中风、胸痹等病证	不耐受风邪、寒邪
气郁质	体型偏瘦	神情忧郁，烦闷不乐，胸胁胀满，走窜疼痛，多伴叹息则舒，睡眠较差，健忘痰多，大便偏干，小便正常	性格忧郁脆弱敏感多疑	易患郁证、不寐、惊恐等病证	不喜阴雨天，不耐精神刺激
特禀质	体型无特殊	有遗传疾病、先天性疾病等相关疾病特征	性格无统一特点	过敏质、血友病、胎寒、胎热、胎惊等	适应能力差

3. 体质与亚健康的关系

人的体质秉承于先天，得养于后天。每一个体在生长壮老的生命过程中，都会受到环境、精神、营养、锻炼、疾病等诸多因素的影响。偏颇体质是指除平和质以外的其他体质。偏颇体质之人，体内阴阳气血已经失调，但尚未发展为疾病，处于病与未病之间的亚健康。偏颇体质具有发生相关疾病的倾向性，也在一定程度上决定了疾病的发展与转归。中医体质学认为，体质强弱及心理素质等机体反应性与亚健康的发生有明显关系。从体质偏颇到亚健康的过渡，根本原因在于体质的改变。中医体质学认为人的体质偏颇或缺陷是很多疾病发生的根本原因，若能及时调理体质偏颇，可防止体质相关性亚健康的发生。

自古以来历代医家重视养生，正如《素问·上古天真论》所说"食饮有节，起居有常，不妄作劳，故能形与神俱，而尽终其天年""恬淡虚无，真气从之；精神内守，病安从来"。以中医养生理论为指导，通过适应自然、顺应四时；节制饮食、固护脾胃；调摄精神、保养正气；劳逸适度、不妄作劳；益气调息、动静适宜等方法，对人们的社会、心理、行为进行干预，是改善体质偏颇，防治亚健康的有效措施。

通过体质的调整、优化调节人体内在的阴阳偏颇，使之趋于中正调和，是治疗亚健康的必要方法。"治病之要，首当察人体质之阴阳强弱，而后方能调之使安"。"因体质制宜"，其优势就在于从体质类型对亚健康进行分型调整，如气虚体质，宜调补脾胃、补益元气；阳虚体质，应注意顾护阳气、温补阳气；阴虚体质，应滋补肾阴、壮水制火；痰湿体质，宜健脾祛湿、化痰泄浊；瘀血体质，应活血化瘀、疏利通络等。中医调养能够有效改善人的体质，防止其从亚健康向疾病发展。此外，修身养性，形神共养，锻炼身体，增强体质，重视七情对人体的影响，也能够预防亚健康向疾病转变和发展。运用中医药等多项措施调整干预体质的偏颇是防止亚健康向疾病转化的重要手段。

第五节 治未病与亚健康

"亚健康"与"治未病"的概念与 WHO 对健康及疾病概念的界定相对应，此概念的提出源于快节奏生活带来的机体与心理的反应及人们对生活质量的重视。

临床上存在以疲乏无力、精力不够、肌肉关节酸痛、心悸胸闷、头晕头痛、记忆力下降、学习困难、睡眠异常、情绪低落、烦躁不安、人际关系紧张、社会交往困难等种种躯体或心理不适为主诉来就诊的人群，通过现代的仪器或方法检测却未发现阳性指标，或者虽有部分指标的改变，但尚未达到西医学疾病的诊断标准。这种处于健康和疾病之间的状态，自20世纪80年代被苏联学者称为"第三状态"以来，得到国内越来越多学者的认同与重视，并将其称为"亚健康"。

亚健康是介于健康与疾病之间的中间状态，如不及时加以干预，它有可能进一步发展为疾病，当然也可通过积极的治疗使机体恢复健康，这种认识恰好与中医学"治未病"的思想不谋而合。因此，以"整体观念""辨证论治"及"因人、因时、因地制宜"等为特色，且已有两千多年积淀的中医学在亚健康的干预方面具有很大优势。根据中医学理论，健康是指机体内部的阴阳平衡，以及机体与外界环境（包括自然环境和社会环境）的阴阳平衡。健康意味着形体、精神、心理与环境适应的完好状态。阴阳双方交感相错，对立制约，互根互用，相互转化，消长平衡，处在永恒的运动之中。因此，健康是一个动态的概念。疾病是在某种致病因素的影响下，机体"阴平阳秘"的正常生理平衡被破坏，从而发生"阴阳失调"所致。

1. "治未病"的概念

中医学在《黄帝内经》时代提出了"治未病"的预防思想。如《素问·四气调神大论》指出"圣人不治已病治未病，不治已乱治未乱……夫病已成而后药之，乱已成而后治之，譬犹渴而穿井，斗而铸锥，不亦晚乎"。因此，亚健康虽属当代新概念，但其理念早在《黄帝内经》时代就有所体现。由于中医关于"病"的概念，涵盖了现代医学的疾病和亚健康，所以中医"治未病"中的"病"不仅是指现代医学所言"病"的概念。

这种未雨绸缪、防重于治的思想还体现在一旦患病之后，应运用各种方法防止疾病发展、传变和复发。因此，"治未病"包括三个阶段：一是未病先防，强调养生保健，调理体质偏颇；二是既病防变，强调治疗，防止疾病的转化；三是病后防复，强调痊愈后防止复发。

2. "治未病"对亚健康的指导作用

现代社会生活工作节奏加快，竞争激烈，由于压力过大、作息不规律、饮食结构不合理、环境污染严重、情志内伤等因素影响，人们身体素质普遍下降，出现体质偏颇和亚健康的人越来越多。全社会开始普遍关注健康问题，人们的健康意识不断加强，对疾病的认识发生了深刻的变化。现代医学理念已由治愈疾病向预防疾病做出调整，"治未病"是医学发展的趋势，这一理论的重要性进一步凸显出来。因此，以"治未病"思想为指导探讨调理体质偏颇，对防治亚健康具有重要指导意义。

3. "治未病"在亚健康干预中的应用

中医学对亚健康并未提出明确概念，中医学认为健康是人与自然、社会环境之间的一种动态平衡，即所谓"阴平阳秘，精神乃治"。亚健康是人体阴阳、气血津液、脏腑经络偏向较重的表现，其变也多，其偏超出正常消长范围，实属"已乱"状态。中医认为有证就有病，调治亚健康属"治未病"中的既病防变阶段，在人体患病之后，要及时采取各种有效措施，力求做到早期诊断，早期治疗，从而防止疾病的发展、传变或复发。

中医养生的方法虽然很多，但不外乎养神与养形两个方面，正如《素问·上古天真论》中所说"形与神俱，而尽终其天年，度百岁乃去"。常用的手段有调神、饮食、食疗、四季养生、针灸推拿、火罐、刮痧、功法等（本书第三章详细介绍）。

第二章

亚健康的中医辨识评估

第一节 亚健康的主要分类

目前社会竞争越来越激烈，日趋紧张的生存压力使人的生存发展与社会压力之间的系统平衡出现失调，久而久之则会导致心理失衡、神经系统功能紊乱、内分泌失调，机体的抵抗力下降，反复的恶性循环使机体从健康向亚健康转化，最终导致疾病。除此以外，还有先天的遗传因素、人自身的运行规律因素、心理问题及个性特征等。因现代医学和实验室器械等的检查结果处于正常和疾病的临界状态，故亚健康尚不能明确诊断为现代医学的某种疾病，通常将其按照现代医学指标及症状进行分类。中医四诊信息技术在亚健康评估中具有独特的优势，中医辨识亚健康通常按照证候属性、脏腑功能、经络属性分类。

1. 按现代医学指标分类

现代医学对亚健康（处于高血压、糖尿病、高脂血症、肥胖、肝肾功能异常等疾病的前期），通常按肝功能、肾功能、血压、血脂、血糖等现代医学指标进行分类。文献研究表明，亚健康诊断的标准定义为存在≥1个以下异常：①体重指数≥25kg/m²，或男性腰围≥102厘米，女性腰围≥88厘米；②收缩压120～139毫米汞柱和（或）舒张压80～89毫米汞柱；③血清三酰甘油水平≥1.7mmol/L，总胆固醇水平≥5.2mmol/L，高密度脂蛋白胆固醇水平<1.0mmol/L；④血糖水平为6.12～6.95mmol/L；⑤肾小球滤过率60～89mL/(min·1.73m²)；⑥肝功能轻度异常，不超过正常检测上限2倍，且无脂肪肝或甲状腺炎；⑦氧化应激生物标志物水平超出参考范围95%；⑧睡眠质量和心理状态的问题。

2. 按临床症状分类

亚健康是指人体处于健康和疾病之间的一种状态。处于亚健康者，不能达到健康的标准，表现为一定时间内的活力降低、功能和适应能力减退的症状，但不符合现代医学有关疾病的临床或亚临床诊断标准。西医学描述亚健康涉及的范围主要有以下几个方面：①身心上不适应的感觉所反映出来的种种症状，如疲劳、虚弱、情绪改变等，其状况在相当时期内难以明确；②与年龄不相适应的组织结构或生理功能减退所致的各种虚弱表现；③微生态失衡状态；④某些疾病的病前生理病理学改变。

亚健康的表现是多种多样的，如躯体方面可表现为疲乏无力、肌肉及关节酸痛、头昏头痛、心悸胸闷、睡眠紊乱、食欲不振、脘腹不适、便溏便秘、性功能减退、怕冷怕热、易于感冒、眼部干涩等；心理方面可表现为情绪低落、心烦意乱、焦躁不安、急躁易怒、恐惧胆怯、记忆力下降、注意力不能集中、精力不足、反应迟钝等；社会交往方面可表现为不能较好地承担相应的社会角色，工作、学习困难，不能正常地处理好人际关系、家庭关系，难以进行正常的社会交往等。

根据亚健康的临床表现，可以将其分为以下几类。

（1）以疲劳，或睡眠紊乱，或疼痛等躯体症状表现为主。

（2）以抑郁寡欢，或焦躁不安、急躁易怒，或恐惧胆怯，或短期记忆力下降、注意力不能集中等精神心理症状表现为主。

（3）以人际交往频率减低，或人际关系紧张等社会适应能力下降表现为主。

上述3条中的任何一条持续发作3个月以上，并且经系统检查排除可能导致上述表现的疾病者，目前可分别被判断为处于躯体型亚健康、心理型亚健康、社会交往型亚健康。临床上，上述三种亚健康表现常常相兼出现。

亚健康的常见症状表现为慢性疲劳，因此慢性疲劳综合征被认为是亚健康的一种，1994年美国疾病控制中心修订的慢性疲劳综合征诊断标准如下。临床评定的不能解释的持续或反复发作 6 个月或更长时间的慢性疲劳，该疲劳是最近发生的或有明确的开始（没有生命期长）；不是持续用力的结果；经休息后不能明显缓解；导致工作、教育、社会或个人活动水平较前有明显的下降。下述的症状中同时出现 4 项或 4 项以上，且这些症状已经持续存在或反复发作 6 个月或更长的时间，但不应该早于疲劳：①短期记忆力或集中注意力的明显下降；②咽痛；③颈部或腋下淋巴结肿大、触痛；④肌肉痛；⑤没有红肿的多关节疼痛；⑥一种类型新、程度重的头痛；⑦不能解乏的睡眠；⑧运动后的疲劳持续超过 24 小时。

3. 按中医证候属性分类

中医的整体观和辨证论治对于辨识及评估亚健康或疾病有独特的理解。根据中医临床上收集到的望、闻、问、切四诊的内容，进行中医辨证。辨识亚健康通常从八纲辨证、气血津液辨证等角度进行证候属性的分类，一般分为气虚型、血虚型、阴虚型、阳虚型、痰湿型、湿热型、瘀血型、气郁型等。

（1）气虚型：气虚型的人一身之气不足，以气息低弱、脏腑功能状态低下为主要特征。形体特征：肌肉松软不实。平素气短懒言、语音低怯、精神不振、肢体容易疲乏、易出汗；面色萎黄或淡白、目光少神、口淡、唇色少华、发不泽、头晕、健忘、大便正常，或虽便秘但不结硬，或大便不成形，便后仍觉未尽，小便正常或偏多。

（2）血虚型：血虚型的人会因各种原因引起血液亏虚，机体失于濡养而出现一系列病证。其脏腑失于濡养，一般表现为面色苍白、唇色爪甲淡白无华、头晕目眩、肢体麻木、筋脉拘挛、心悸怔忡、失眠多梦、皮肤干燥、头发枯焦，以及大便燥结、小便不利等。

（3）阳虚型：阳虚型的人阳气不足，失于温煦，以形寒肢冷等虚寒表现为主要特征，多因先天不足，或后天失养导致。常见表现为平素畏冷、手足不温、喜热饮热食、精神不振、睡眠偏多、面色㿠白、目胞晦暗、口唇色淡、毛发易落、易出汗、大便溏薄、小便清长。

（4）阴虚型：阴虚型的人体内津液、精血等阴液亏少，以阴虚内热等表现为主要特征，多因先天不足，如孕育时父母体弱，或年长受孕、早产等；或后天失养、纵欲耗精、积劳阴亏；或曾患出血性疾病等导致。常见表现为手足心热，平素易口燥咽干、鼻微干、口渴喜冷饮、大便干燥；面色潮红，有烘热感；两目干涩、视物模糊、唇红微干、皮肤偏干、易生皱纹、眩晕耳鸣、睡眠差、小便短。

（5）痰湿型：痰湿型的人往往体内因水液内停而痰湿凝聚，以黏滞重浊等表现为主要特征，多因先天遗传，或后天过食肥甘所致。常见表现为面部皮肤油脂较多、多汗且黏、胸闷、痰多；多面色黄胖而暗、眼胞微浮、容易困倦、口黏腻或甜、身重不爽、脉滑、喜食肥甘、大便正常或不实，小便不多或微混。

（6）湿热型：湿热型的人以湿热内蕴等表现为主要特征，多因先天禀赋，或久居湿地、喜食肥甘，或长期饮酒、湿热内蕴所致，常见表现为平素面垢油光、易生痤疮粉刺、容易口苦口干、身重困倦；多心烦懈怠、眼筋红赤、大便燥结或黏滞，小便短赤、男性易阴囊潮湿、女性易带下量多、脉象多见滑数。

（7）瘀血型：瘀血型的人体内有血液运行不畅的潜在倾向或瘀血内阻的病理基础，以血瘀表现为主要特征。瘀血型的形成，多因先天禀赋，或后天损伤、忧郁气滞、久病入络所致。常见表现为平素面色晦暗、皮肤偏暗或色素沉着，容易出现瘀斑，易患疼痛，口唇暗淡或紫；多有眼眶暗黑、鼻部暗滞、发易脱落、肌肤干或甲错，女性多见痛经、闭经、崩漏，或经色紫黑有血块。

（8）气郁型：气郁型的人多由长期情志不畅、气机郁滞而致，以性格内向不稳定、忧郁脆弱、敏感多疑为主要特征，多因先天遗传，或因精神刺激、暴受惊恐、所欲不遂、忧郁思虑等所致。平素忧郁面貌，神情多烦闷不乐，多见胸胁胀满，或走窜疼痛，多伴善太息，或嗳气呃逆，或咽部有异物感，或乳房胀痛、睡眠较差、食欲减退、惊悸怔忡、健忘、痰多、大便偏干、小便正常。

4. 按中医脏腑功能分类

心、肺、脾、肝、肾称为五脏，五脏具有化生和贮藏精气的共同生理功能，且与躯体官窍、气血津液运行有着特殊的联系，这种联系形成了以五脏为中心的系统。中医理论认为，脏腑功能正常，则"阴平阳秘，精神乃治"。亚健康的本质是机体脏腑功能失调，包括单个脏腑功能异常（如心气虚、心血虚、肝气郁结、脾气虚、肺气虚、肾阴虚、肾阳虚等）和多个脏腑功能的异常（如心脾两虚、肝郁脾虚、心肾不交、肝肾阴虚、脾肾阳虚等）。

（1）单个脏腑功能异常

1）心气血虚证：常表现为失眠、健忘、多梦、身疲、心悸，舌淡，苔薄白，脉细。

2）肝气郁结证：常表现为胸胁满闷，喜太息，周身窜痛不适，时发时止，情绪低落或急躁易怒，咽喉部有异物感，月经不调，痛经，舌苔薄白，脉弦。

3）脾胃虚弱证：常表现为食少腹胀，饭后尤甚，大便溏薄，肢体倦怠困重，少气懒言，面色萎黄，形体消瘦或虚胖，舌淡红，苔薄白，有齿痕，脉稍弱。

4）肺气虚证：常表现气少不足以息，体倦懒言，声音低怯，平素痰多清稀，自汗畏风，易于感冒，舌淡红，苔薄白，寸脉弱。

5）肾气亏虚证：常表现为腰膝酸软，耳鸣耳聋，发白早脱，齿牙动摇，阳痿遗精，夜尿频多甚或遗尿失禁，大便溏薄，肾阴虚舌苔少，肾阳虚舌淡胖，尺脉弱。

（2）多个脏腑功能异常

1）心脾两虚证：常表现为心悸胸闷，气短乏力，自汗，头晕头昏，失眠多梦，食欲不振，脘腹胀满，便溏，舌淡，苔白，脉细或弱。

2）肝郁脾虚证：常表现为胸胁满闷，喜太息，周身窜痛不适，时发时止，情绪低落或急躁易怒，咽喉部有异物感，四肢倦怠，神疲乏力，食欲不振，脘腹胀满，便溏不爽，或大便秘结，舌淡红或暗，苔白或腻，脉弦细或弦缓。

3）心肾不交证：常表现为心烦不寐，心悸健忘，头晕耳鸣，腰酸遗精，五心烦热，咽干口燥，或伴见腰部及下肢酸困发冷，舌淡红，苔少，脉虚数。

4）肝肾阴虚证：常表现为腰膝酸软，疲乏无力，眩晕耳鸣，失眠多梦，烘热汗出，潮热盗汗，月经不调，遗精早泄，舌红，少苔，或有裂纹，脉细数。

5）脾肾阳虚证：常表现为胃脘隐隐作痛，食冷后尤甚，腰膝或下腹冷痛，大便溏薄，面色㿠白，畏寒肢冷，舌淡胖，苔白，脉沉细。

5. 按中医经络分类

人体是一个有机的整体，包括五脏、五体、五窍、五志、经络等，它们之间互生互用，其中又以五脏为基础，经络分布于人体内外表里，将五脏六腑、五体、五窍、四肢百骸等相互联结为一体。十二经脉是人体经络的主干，包括手三阴经（手太阴肺经、手厥阴心包经、手少阴心经）、手三阳经（手阳明大肠经、手少阳三焦经、手太阳小肠经）、足三阳经（足阳明胃经、足少阳胆经、足太阳膀胱经）、足三阴经（足太阴脾经、足厥阴肝经、足少阴肾经）。十二经脉病证如下。

（1）手太阴肺经：主要表现为咳嗽、气喘、少气不足以息、咯血、伤风、胸部胀满、咽喉肿痛，缺盆部及手臂内侧前缘痛，肩背寒冷、疼痛等症。

（2）手阳明大肠经：主要表现为头面、五官疾病，热病，皮肤病，肠胃病，神志病及经脉循行部位的其他病证，如腹痛、肠鸣腹泻、大肠功能减弱、皮肤无光泽、肩酸、喉干、喘息、宿便，腹胀、易便秘、易患痔疮、肩背部不适或疼痛、牙痛、皮肤异常、上脘部异常等。

（3）足阳明胃经：主要表现为胃肠病，头面、目、鼻、口、齿痛，神志病及经脉循行部位的其他病证，如肠鸣腹胀、水肿、胃痛、呕吐或消谷善饥、口渴、咽喉肿痛、鼻衄、胸部及膝等本经循行部位疼痛、热病、发狂等。

（4）足太阴脾经：主要表现为脾胃病，妇科疾病，前阴病及经脉循行部位的其他病证，如胃脘痛、食则呕、嗳气、腹胀便溏、黄疸、身重无力、舌根强痛、下肢内侧肿胀、厥冷等。

（5）手少阴心经：主要表现为心、胸、神志病及经脉循行部位的其他病证，如心痛、咽干、口渴、目黄、胁痛、上臂内侧痛、手心发热等。

（6）手太阳小肠经：主要表现为头、项、耳、目、咽喉病，热病，神经疾病及经脉循行部位的其他病证，如少腹痛、腰脊痛引睾丸、耳聋、目黄、颊肿、咽喉肿痛、肩臂外侧后缘痛等。

（7）足太阳膀胱经：主要表现为头、项、目、背、腰、下肢部病证及神志病，背部第一侧线的背俞穴及第二侧线相平的腧穴，主治与其相关的脏腑病证和有关的组织器官病证，如小便不通，遗尿，癫狂，疟疾，目痛，迎风流泪，鼻塞多涕，鼻衄，头痛，项、背、腰、臀部疼痛等。

（8）足少阴肾经：主要表现为妇科疾病，前阴病，肾、肺、咽喉病及经脉循行部位的其他病证，如咯血、气喘、舌干、咽喉肿痛、水肿、大便秘结、泄泻、腰痛、脊股内后侧痛、痿弱无力、足心热等。

（9）手厥阴心包经：主要表现为心、胸、胃、神志病及经脉循行部位的其他病证，如心痛、胸闷、心悸、心烦、癫狂、腋肿、肘臂挛急等。

（10）手少阳三焦经：主要表现为侧头、耳、目、胸胁、咽喉病，热病及经脉循行部位的其他病证，如腹胀，水肿，遗尿，小便不利，耳鸣，耳聋，咽喉肿痛，目赤肿痛，颊肿，耳后、肩臂肘部外侧疼痛等。

（11）足少阳胆经：主要表现为侧头、目、耳、咽喉病，神志病，热病及经脉循行部位的其他病证，如口苦，目眩，疟疾，头痛，颔痛，目外眦痛，缺盆部肿痛，腋下肿，胸、胁、股及下肢外侧痛，足外侧痛，足外侧发热等。

（12）足厥阴肝经：主要表现为肝病、妇科病、前阴病，以及经脉循行部位的其他病证，如腰痛、胸满、呃逆、遗尿、小便不利、疝气、少腹肿等。

亚健康会出现不同的症状，如失眠、肩背痛、腰膝酸软、消化不良、头痛等，用经络调理的方法可收到良好的效果，常用的穴位有太阳、四白、下关、迎香、百会、风池、关元、气海、曲池、合谷、内关、劳宫、足三里、委中、阳陵泉、三阴交、太溪、涌泉等。例如，乏力这一症状，病位在肉与筋，与肝、脾有关，应从足太阴脾经和足厥阴肝经进行调理，治疗时可选用摩腹，点揉太冲；肝气易怒，属肝气不疏，治疗时选足厥阴肝经的两胁部位进行推拿。通过穴位推拿等，达到"阴平阳秘，精神乃治"的状态。

亚健康经络辨证是亚健康调理的重要环节,在对亚健康人群进行经络辨证时应依据循经归经辨证,此原则以经脉循行为基础,当症状出现在某一部位时,应归于所过的经脉,如拇指的症状,应归于手太阴肺经。若症状涉及的范围较大,应归于循行于此的诸多经脉,如小腿酸胀疼痛,当归于足三阳经和足三阴经气血不畅,治疗时当疏通足三阴和足三阳经的气血,通常采用推法、拿法。也可按照头部、项部、腰背部、胸部、腹部、上肢部、下肢部等部位根据所属经络进行调治。

第二节　中医特色亚健康评估方法

传统中医以"望、闻、问、切"进行健康状态判断及疾病诊察,简称四诊。"望而知之谓之神",首先强调望诊。望诊是指医生运用视觉观察患者全身或局部的变化及排出物的变化来判断身体健康状态及疾病的方法。"闻而知之谓之圣",主要是闻诊。闻诊是指医生运用听觉和嗅觉来辨别患者声音和气味变化的方法。"问而知之谓之工",主要是指问诊。问诊是医生询问患者或家属,以了解患者身体健康状态的变化与发展过程,从而判断健康与疾病的方法。"切而知之谓之巧",主要是脉诊和按诊。脉诊和按诊指医生运用手的触觉切按患者的脉搏和接触患者的皮肤、腹部、四肢等部位,来判断健康与疾病的方法。中医四诊的原理是建立在整体观与辨证论治的基础上,是中医基础理论(包括阴阳五行理论、脏腑理论、经络理论等)的具体运用。

中医认为,人体是一个有机整体,脏腑与体表是内外相应的。通过四诊收集到的体表的变化,来测知内部变化,因此《丹溪心法》中说:"有诸内者形诸外。"《灵枢·本脏》曰:"视其外应,以知其内脏,则知所病矣。"

传统上,中医多以医生主观经验为主,通过医生的经验来进行辨别与诊断。随着现代技术的发展,借助现代仪器,如舌诊仪、脉诊仪等客观化设备,使中医评估亚健康更加数据化与信息化。随着四诊技术的信息化,由之前"在心易了,指下难明"的脉象变成脉图,由舌象变成舌图，由叹息、喘息等声音变成可以测量的指标值，并采用一些通用问卷量表辅助问诊，使医生可以更加客观、量化地评估亚健康。

1. 望诊评估方法

医者运用视觉，对人体全身和局部的一切可见征象及排出物等，进行有目的的观察，以了解健康或疾病状态，称为望诊。

望诊内容可分为整体望诊、局部望诊，包括望神、色、形、态、头面五官、舌象、皮肤等。其中舌和面部虽属头面五官，因其反映健康状态、内脏病变较为准确，故实用价值较高。望诊评估方法包括传统望诊亚健康评估与现代化望诊亚健康评估。

（1）传统望诊亚健康评估

1）望神：神是人体生命活动的总称。其概念有广义和狭义之分：广义的神，是指整个人体生命活动的外在表现；狭义的神，指人的精神活动。望神应包括这两个方面的内容。

望神就是观察人体生命活动的外在表现，即观察人的精神状态和机能状态。

神是以精气为物质基础的一种机能，是五脏所生之外荣。望神可以了解五脏精气的盛衰和病情轻重与预后。望神包括观察患者的精神、意识、面目表情、形体动作、反应能力等，神的表现虽然是多方面的，但望神的重点在于目光、神志、面色和形态等方面。

➢得神：又称为有神，是精充气足神旺的表现；在病中，则虽病而正气未伤，是病轻的表现，预后良好。

得神的表现：神志清楚、语言清晰、面色荣润含蓄、表情丰富自然；目光明亮、精彩内含；反应灵敏、动作灵活、体态自如；呼吸平稳、肌肉不削。

➢神气不足：是轻度失神的表现，与失神状态只是程度上的区别。它介于有神和无神之间，常见于虚证患者，与亚健康密切相关。

神气不足的临床表现：精神不振、健忘困倦、声低懒言、怠惰乏力、动作迟缓等，多属心脾两亏，或肾阳不足。

2）望面色：指医者观察患者面部颜色与光泽。颜色就是色调变化，光泽则是明度变化。古人把人体皮肤的颜色分为五种，即青、赤、黄、白、黑，称为五色诊。五色诊以面部表现最明显，因此，常以望面色来阐述五色诊的内容。

望面色要注意识别常色与病色。

➢常色：是人在正常生理状态下的面部色泽。常色又有主色、客色之分。

●主色：人群中，每个人的面色是各不相同的，属于个体特征。面色、肤色一生不变者，称为主色。

●客色：人与自然是相应的，由于外界因素的不同或生活条件的变动，人的面色、肤色也相应变化。例如，随四时、昼夜、阴晴等天时的变化，面色亦相应改变。再如，由于年龄、饮食、起居、寒暖、情绪等变化，也可引起面色变化，也属于客色。

主色和客色都是正常的生理现象，其共同特征是明亮润泽、隐然含蓄。

➢病色：指人体在疾病状态时的面部颜色与光泽，可以认为除上述常色之外，其他一切反常的面色都属病色。病色有青、黄、赤、白、黑五种。

●青色：主寒证、痛证、瘀血、惊风。

青色为经脉阻滞、气血不通之象。寒主收引、主凝滞，寒盛而留于血脉，则气滞血瘀，故面色发青；经脉气血不通，不通则痛，故痛也可见青色；肝病气机失于疏泄，气滞血瘀，也常见青色；肝病血不养筋，则肝风内动，故惊风（或欲作惊风），其色亦青。

如面色青黑或苍白淡青，多属阴寒内盛；面色青灰，口唇青紫，多属心血瘀阻，血行不畅；小儿高热，面色青紫，以鼻柱、两眉间及口唇四周明显，是惊风先兆。

●黄色：主湿证、虚证。

黄色是脾虚湿蕴的表现。因脾主运化，若脾虚失运，水湿不化水谷精微不得化生气血，致使肌肤失于充养，则见黄色。

如面色淡黄憔悴称为萎黄，多属脾胃气虚、营血不能上荣于面部所致；面色发黄且虚浮，多属脾虚失运、湿邪内停所致；黄而鲜明如橘皮色者，属阳黄，为湿热熏蒸所致；黄而晦暗如烟熏者，属阴黄，为寒湿郁阻所致。

●赤色：主热证。

气血得热则行，热盛而血脉充盈，血色上荣，故面色赤红。

热证有虚实之别。实热证，满面通红；虚热证，仅两颧嫩红。此外，若在病情危重之时，面红如妆者，多为戴阳证，是因精气衰竭、阴不敛阳、虚阳上越所致。

●白色：主虚寒证、血虚证。

白色为气血虚弱不能荣养机体的表现。阳气不足，气血运行无力，或耗气失血，致使气血不充，血脉空虚，均可呈现白色。

如面色㿠白而虚浮者，多为阳气不足；面色淡白而消瘦者，多属营血亏损；面色苍白者，多属阳气虚脱，或失血过多。

●黑色：主肾虚、寒证、痛证、水饮及瘀血。

黑为阴寒水盛之色。由于肾阳虚衰，水饮不化，气化不行，阴寒内盛，血失温养，经脉拘急，气血不畅，面色黧黑。

面黑而焦干者，多为肾精久耗、虚火灼阴；目眶周围色黑，多见于肾虚水泛的水饮证；面色青黑且剧痛者，多为寒凝瘀阻。

3）望形体：即望人体的宏观外貌，包括身体的强弱胖瘦、体型特征、躯干四肢、皮肉筋骨等。人的形体组织内合五脏，故望形体可以测知内脏精气的盛衰。内盛则外强，内衰则外弱。

人的形体有壮、弱、肥、瘦之分。凡形体强壮者，多表现为骨骼粗大，胸廓宽厚、肌肉强健、皮肤润泽，反映脏腑精气充实，或虽然有病，但正气尚充，预后多佳。

凡形体衰弱者，多表现为骨骼细小，胸廓狭窄，肌肉消瘦，皮肤干涩，反映其脏腑精气不足，体弱易病，若病则预后较差。

肥而食少为形盛气虚，多肤白无华，少气乏力，精神不振。这类患者还常因阳虚水湿不化而聚湿生痰，故有"肥人多湿"之说。

瘦而食少为脾胃虚弱。形体消瘦，皮肤干燥不荣，并伴有两颧发红、潮热盗汗、五心烦热等症者，多属阴血不足、内有虚火之证，故又有"瘦人多火"之说。其严重者，消瘦若达到"大肉脱失"的程度，卧床不起，则为脏腑精气衰竭的危象。

4）望姿态：正常的姿态是舒适自然，运动自如，反应灵敏，行住坐卧各随所愿，皆得其中。

在疾病中，由于阴阳气血的盛衰，姿态也随之出现异常变化，不同的疾病产生不同的病态。望姿态，主要是观察患者的动静姿态、异常动作及与疾病有关的体位变化。如患者睑、面、唇、指（趾）不时颤动，在外感病中，多是发痉的预兆；在内伤杂病中，多是血虚阴亏，经脉失养。

四肢抽搐或拘挛，项背强直，角弓反张，属于痉病，常见于肝风内动之热极生风、小儿高热惊厥、温病热入营血，也常见于气血不足、筋脉失养。此外，痫证、破伤风、狂犬病等，亦致动风发痉。战栗常见于疟疾发作，或外感邪正相争欲作战汗之兆。手足软弱无力，行动不灵而无痛，是为痿证；关节肿大或痛，以致肢体行动困难，是为痹证。四肢不用，麻木不仁，或拘挛，或痿软，皆为瘫痪。若猝然昏倒，而呼吸自续，多为厥证。

痛证也有特殊姿态。以手护腹，行则前倾，弯腰屈背，多为腹痛；以手护腰，腰背板直，转动艰难，不得俯仰，多为腰腿痛；行走之际，突然停步，以手护心，不敢行动，多为真心痛；蹙额捧头，多为头痛。

如患者畏缩多衣，必恶寒喜暖，非表寒即里寒；患者常欲揭衣被，则知其恶热喜冷，非表热即里热。伏首畏光，多为目疾；仰首喜光，多为热病。阳证多欲得寒，欲得见人；阴证则欲得温，欲闭户独处，恶闻人声。

从坐形来看，坐而喜伏，多为肺虚少气；坐而喜仰，多属肺实气逆；但坐不得卧，卧则气逆，多为咳喘肺胀，或为水饮停于胸腹；但卧不耐坐，坐则神疲或昏眩，多为气血双亏或脱血夺气；坐而不欲起者，多为阳气虚；坐卧不安是烦躁之征，或腹满胀痛之故。

从卧姿来看，卧时常向外，身轻能自转侧，为阳证、热证、实证；反之，卧时喜向里，身重不能转侧，多为阴证、寒证、虚证；若病重至不能自己翻身转侧时，多是气血衰败已极，预后不良。蜷卧成团者，多为阳虚畏寒，或有剧痛；反之，仰面伸足而卧，则为阳证热盛而恶热。

5）舌诊：舌诊的内容主要分为望舌质和望舌苔两个方面。

舌质又称舌体，是舌的肌肉和脉络等组织。望舌质又分为神、色、形、态四个方面。舌苔是舌体上附着的一层苔状物，望舌苔可分为望苔质和望苔色两个方面。

正常舌象，简称"淡红舌，薄白苔"。具体来说，其舌体柔软，运动灵活自如，颜色淡红而红活鲜明；其胖瘦、老嫩、大小适中，无异常形态；舌苔薄白润泽，颗粒均匀，薄薄地铺于舌面，揩之不去，其下有根，与舌质如同一体，干湿适中，不黏不腻等。总之，将舌质、舌苔各基本因素的正常表现综合起来，便是正常舌象。

➢望舌质

●舌神：主要表现在舌质的荣润和灵动方面。察舌神之法，关键在于辨荣枯。

荣者，荣润而有光彩，表现为舌的运动灵活，舌色红润，鲜明光泽，富有生气，是谓有神，或虽病亦属善候。

枯者，枯晦而无光彩，表现为舌的运动不灵，舌质干枯，晦暗无光，是谓无神，属凶险恶候。

●舌色：即舌质的颜色。一般可分为淡红、淡白、红、绛、紫、青六种。除淡红色为正常舌色外，其余都是主病之色。

淡红舌：舌色白里透红，不深不浅，淡红适中，此乃气血上荣之表现，说明心气充足，阳气布化，故为正常舌色。

淡白舌：舌色较淡红舌浅淡甚至全无血色。由于阳虚化生阴血的功能减退，推动血液运行之力亦减弱，以致血液不能营运于舌中，故舌色浅淡而白。所以此舌主虚寒或气血双亏。

红舌：舌色鲜红，较淡红舌为深。因热盛致气血沸涌，舌体脉络充盈，则舌色鲜红，故主热证，亦可见于实证或虚热证。

绛舌：绛为深红色，较红舌颜色更深浓之舌，主病有外感与内伤之分。在外感病为热入营血；在内伤杂病为阴虚火旺。

紫舌：由血液运行不畅、瘀滞所致。故紫舌主病，不外乎寒热之分。热盛伤津，气血壅滞，多表现为舌绛紫而干枯少津；寒凝血瘀或阳虚生寒，舌淡紫或青紫湿润。

青舌：舌色如皮肤暴露之"青筋"，全无红色，古书形容如水牛之舌。由于阴寒邪盛，阳气郁而不宣，血液凝而瘀滞，故舌色发青，主寒凝阳郁，或阳虚寒凝，或内有瘀血。

●舌形：指舌体的形状，包括老嫩、胖瘦、胀瘪、芒刺、裂纹、齿痕等异常变化。

苍老舌：舌质纹理粗糙，形色坚敛。不论舌色、苔色如何，舌质苍老者都属实证。

娇嫩舌：舌质纹理细腻，其色娇嫩，其形多浮胖，称为娇嫩舌，多主虚证。

胀大舌：分为胖大和肿胀两种。舌体较正常舌大，甚至伸舌满口，或有齿痕，称为胖大舌；舌体肿大，胀塞满口，不能缩回闭口，称为肿胀舌。胖大舌，多因水饮痰湿阻滞所致；肿胀舌，多因热毒、酒毒致气血上壅，致舌体肿胀，多主热证或中毒病证。

瘦薄舌：舌体瘦小枯薄，由气血阴液不足，不能充盈舌体所致，主气血两虚或阴虚火旺。

芒刺舌：舌面上有软刺（即舌乳头），是正常状态，若舌面软刺增大，高起如刺，摸之刺手，称为芒刺舌，多因邪热亢盛所致。芒刺越多，邪热愈甚。根据芒刺出现的部位，可分辨热在哪一内脏，如舌尖有芒刺，多为心火亢盛；舌边有芒刺，多属肝胆火盛；舌中有芒刺，主胃肠热盛。

裂纹舌：舌面上有裂沟，而裂沟中无舌苔覆盖，多因精血亏损，津液耗伤、舌体失养所致，故多主精血亏损。此外，健康人中大约有0.5%的人在舌面上有纵横向裂沟，称为先天性舌裂，其裂纹中多有舌苔覆盖，身体无其他不适，与裂纹舌不同。

齿痕舌：舌体边缘有牙齿压印的痕迹。其成因多为脾虚不能运化水湿，以致湿阻于舌而舌体胖大，受齿列挤压而形成齿痕。因此齿痕常与胖嫩舌同见，主脾虚或湿盛。

●舌态：指舌体运动时的状态。正常舌态是舌体活动灵敏，伸缩自如，病理舌态有强硬、痿软、舌纵、短缩、麻痹、颤动、歪斜、吐弄等。

强硬舌：舌体板硬强直，运动不灵，以致语言謇涩不清，多因热扰心神、舌无所主，或高热伤阴、筋脉失养，或痰阻舌络所致，多见于热入心包、高热伤津、痰浊内阻、中风或中风先兆等证。

痿软舌：舌体软弱，无力屈伸，痿废不灵，多因气血虚极、阴液失养筋脉所致，可见于气血俱虚、热灼津伤、阴亏已极等证。

舌纵：舌伸出口外，内收困难，或不能回缩，由舌之肌肉经筋舒纵所致，可见于实热内盛、痰火扰心及气虚等证。

短缩舌：舌体紧缩而不能伸长，可因寒凝筋脉，舌收引挛缩；内阻痰湿，引动肝风，风邪夹痰，梗阻舌根；热盛伤津，筋脉拘挛；气血俱虚，舌体失于濡养温煦所致。无论因虚因实，皆属危重证候。

麻痹舌：舌有麻木感而运动不灵，多因营血不能上荣于舌而致。若无故舌麻，时作时止，多为心血亏虚；若舌麻而时发颤动，或有中风症状，是肝风内动之候。

颤动舌：舌体震颤抖动，不能自主，多因气血两虚，筋脉失养或热极伤津而生风所致，可见于血虚生风及热极生风等证。

歪斜舌：伸舌偏向一侧，舌体不正，多因风邪中络，或风痰阻络所致，也有风中脏腑者，但总因一侧经络、经筋受阻，病侧舌肌弛缓，故舌体向健侧偏斜，多见于中风证或中风先兆。

吐弄舌：舌常伸出口外者为"吐舌"；舌不停舐口唇四周，或舌微出口外，立即收回，皆称为"弄舌"。两者合称为吐弄舌，皆因心、脾二经有热，灼伤津液，而使筋脉紧缩频频动摇所致。弄舌常见于小儿智力发育不全。

➢望舌苔

●苔色：即舌苔之颜色，一般分为白、黄、灰、黑四类及兼色变化，由于苔色与病邪性质有关，所以观察苔色可以了解疾病的性质。

白苔：一般常见于表证、寒证。由于外感邪气尚未传里，舌苔往往无明显变化，仍为正常之薄白苔。若舌淡苔白而湿润，常见里寒证或寒湿证。但在特殊情况下，白苔也主热证。例如，舌面满布白苔，如白粉堆积，扪之不燥，为"积粉苔"，是由外感秽浊不正之气、毒热内盛所致，常见于瘟疫或内痈。再如，苔白燥裂如砂石，扪之粗糙，称为"糙裂苔"，皆因湿病化热迅速，内热暴起，津液暴伤，舌苔尚未转黄而里热已炽，常见于温病或误服温补之药。

黄苔：一般主里证、热证。淡黄热轻，深黄热重，焦黄热结。外感病，苔由白转黄，为表邪入里化热的征象；若苔薄淡黄，为外感风热表证或风寒化热证；或舌淡胖嫩、苔黄滑润者，多是阳虚水湿不化。

灰苔：灰即浅黑色，常由白苔晦暗转化而来，也可与黄苔并见。主里证，常见于里热证，也见于寒湿证。苔灰而干，多属热炽伤津，亦可见于外感热病，或阴虚火旺，常见于内伤杂病。苔灰而润，见于痰饮内停，或寒湿内阻。

黑苔：多由焦黄苔或灰苔发展而来。一般来讲，所主病证无论寒热，多属危重证。

苔色越黑，病情越重。例如，苔黑而燥裂，甚则生芒刺者，为热极津枯；苔黑而燥，见于舌中者，是肠燥屎结，或胃将败坏之兆；见于舌根部者，是下焦热甚；见于舌尖者，是心火亢盛；苔黑而滑润，舌质淡白，为阴寒内盛，水湿不化；苔黑而黏腻，为痰湿内阻。

●苔质：指舌苔的形质，包括舌苔的厚薄、润燥、腐腻、剥落、有根无根等变化。

厚薄：舌苔的厚薄以"见底"和"不见底"为标准。凡透过舌苔隐约可见舌质的为见底，即薄苔，由胃气所生，属正常舌苔，病中见之，多为疾病初起或病邪在表，病情较轻。不能透过舌苔见到舌质的为不见底，即厚苔，多为病邪入里，或胃肠积滞，病情较重。舌苔由薄而增厚，多为正不胜邪，病邪由表传里，病情由轻转重，为病势发展的表现；舌苔由厚变薄，多为正气来复，内郁之邪得以消散外达，病情由重转轻，为病势退却的表现。

润燥：舌面润泽，干湿适中，是润苔，表示津液未伤。若水液过多，扪之湿而滑利甚至伸舌涎流欲滴，为滑苔，是体内有湿寒的反映，多见于阳虚而痰饮水湿内停之证。若望之干枯，扪之无津，为燥苔，由津液不能上承所致，多见于热盛伤津、阴液不足、阳虚水不化津、燥气伤肺等证。舌苔由润变燥，多为燥邪伤津，或热甚耗津，表示病情加重；舌苔由燥变润，多为燥热渐退，津液渐复，说明病情好转。

腐腻：苔厚而颗粒粗大疏松，形如豆腐渣堆积舌面，揩之可去，称为"腐苔"，因体内阳热有余，蒸腾胃中腐浊之气上泛而成，常见于痰浊、食积，且有胃肠郁热之证。苔质颗粒细腻致密，揩之不去，刮之不脱，上面罩一层不同腻状黏液，称为"腻苔"，多因脾失健运，湿浊内盛，阳气被阴邪抑制而致，多见于痰饮、湿浊内停等证。

剥落：舌本有苔，舌苔忽然全部或部分剥脱，剥处见底，称为剥落苔。若全部剥脱，不生新苔，光洁如镜，称为镜面舌或光滑舌，由于胃阴枯竭、胃气大伤、毫无生发之气所致，无论舌体何色，皆属胃气将绝之危候。若舌苔剥脱不全，剥处光滑，余处斑驳地残存舌苔，称花剥苔，是由胃之气阴两伤所致。舌苔从有到无，是胃气阴不足、正气渐衰的表现；但舌苔剥落之后，复生薄白之苔，乃邪去正胜、胃气渐复之佳兆。值得注意的是，无论舌苔增长或消退，都以逐渐转变为佳，倘使舌苔骤长骤退，多为病情暴变的征象。

有根无根：无论苔之厚薄，若紧贴舌面，似从舌里生出者，为有根苔，又称真苔；若苔不着实，似浮涂舌上，刮之即去，非如舌上生出者，称为无根苔，又称假苔。有根苔表示病邪虽盛，但胃气未衰；无根苔表示胃气已衰。

总之，观察舌苔的厚薄可知疾病的深浅；根据舌苔的润燥，可知津液的盈亏；观察舌苔的腐腻，可知湿浊等情况；根据舌苔的剥落和有根、无根，可知气阴的盛衰及病情的发展趋势等。

（2）现代化望诊亚健康评估

1）面色：通过分光测色图像识别技术，运用光谱色度测定方法得到的面色光谱色度，可以作为评估亚健康的重要指标。采用光谱色度测定方法观察不同健康状态人群面部面色光谱色度，研究结果显示，亚健康组明亮度（L）值高于健康组和疾病组，而其红光度（a）值、黄光度（b）值、饱和度（C）值均低于健康组和疾病组。各组间不同波长段反射率与上述色度结果基本一致，唯在 400~570 纳米波长段亚健康组的反射率明显高于健康组（$P<0.05$），提示亚健康组面色浅淡，而疾病组面色晦暗深重。

2）舌象：我们通过对 695 例健康状态人群和 965 例亚健康人群进行舌象数字图像色度学指标分析发现，亚健康组舌质与舌苔红色分量（a）值显著低于健康组（$P<0.01$），舌质亮度（I）值显著低于健康组（$P<0.01$），舌苔饱和度（S）值显著低于健康组（$P<0.01$），提示亚健

康组与健康组比较舌质红润度、亮度降低，颜色偏淡。考虑到上述样本亚健康组和健康组年龄分布不均匀，该研究进一步将年龄限制在 50 岁以下，665 例健康状态人群舌象图像和 917 例亚健康人群舌象图像特征分析结果与总体结果基本一致，提示将舌象图像指标应用于亚健康评估具有重要意义。

3）其他

➢望神：有学者提出基于多特征的察目望神客观化特征表示方法，根据望眼神的望外形、望眼动灵活程度、望血络和望眼睛光泽等信息，将白睛血丝、眼睛反光度、眼形、眼睛闭合速度、眼睛速度和注意力等信息进行量化，并提出利用人体面部特征、眼部特征、情绪和客观身体自检等信息进行亚健康和中医证候推测的模型系统，结果表明基于望神的眼部特征表示方法对于亚健康评估和中医证候辨识有一定的作用。

➢色诊：采用舌诊仪及数码摄像技术评估亚健康，研究发现，亚健康人群与慢性乙型肝炎患者肝肾阴虚型在面部、手掌、舌象的 R、G、B 值（R 为红色，G 为绿色，B 为蓝色）上存在明显差别。上述指标可作为亚健康与慢性乙型肝炎肝肾阴虚型"异病同治"的客观化指标之一。

➢发诊：头发的生长与全身健康状态密切相关。借助电子显微镜对头发横断面形态观察发现，不同年龄段人头发结构的致密度不同，全身健康状况也可显之于头发的质量上。头发色黄而枯者，多为肾气不足，精血亏损；发灰或者灰白者，多为先后天不足，精血不能上荣，常见于甲状腺功能失调、早衰、老年性白斑等；发焦枯稀疏短细者，多因营养不良，气血亏虚或血热所致；头发枯萎、脆裂多属阴虚血燥；头发油腻，多属血热。此外，头发生长障碍与精神因素关系亦较密切，焦虑忧思易致脱发、白发甚至出现斑秃。

2. 闻诊评估方法

闻诊是中医学临床常用的一种诊断方法，是医生通过听觉和嗅觉，了解由病体发出的各种异常声音和气味，以诊察病情的方法，其所依据的理论包括"五气所病"和"五藏相音"两个方面。闻诊包括听声音和嗅气味。

（1）传统闻诊亚健康评估

1）听声音：主要是听言语气息的高低、强弱、清浊、缓急等变化，以及咳嗽、呕吐、呃逆、嗳气等声响的异常，以分辨病情的寒热虚实。

➤正常声音：健康的声音，虽有个体差异，但发声自然、音调和畅，此为正常声音的共同特点。由于性别、年龄、身体等形质禀赋之不同，正常人的声音亦各不相同，男性多声低而浊，女性多声高而清，儿童则声音尖利清脆，老人则声音浑厚低沉。

声音与情志的变化也有关系，如怒时发声则忿厉而急，悲哀则发声悲惨而断续等。这些因一时感情触动而发的声音，也属于正常范围，与疾病无关。

➤病变声音：指疾病反映于声音上的变化。一般来说，在正常生理变化范围之外及个体差异以外的声音，均属病变声音。

●发声异常：在患病时，若语声高亢洪亮，多言而躁动，多属实证、热证；若感受风、寒、湿诸邪，声音常兼重浊；若语声低微无力，少言而沉静，多属虚证、寒证或邪去正伤之证。

喑哑与失音：语声低而不清楚称喑哑，发音不出称失音。临床发病往往先见喑哑，病情继续发展则见失音，故两者病因病机基本相同，当先辨虚实。新病多属实证，因外感风寒，或风热袭肺，或痰浊壅肺、肺失清肃所致；久病多属虚证，因精气内伤、肺肾阴虚、虚火灼金所致。

鼻鼾：正常人在熟睡时亦可见鼾声。若鼾声不绝，昏睡不醒，多见于高热神昏或中风入脏之危证。

呻吟与惊呼：呻吟是因痛苦而发出的声音，呻吟不止可见身痛不适。由于出乎意料的刺激而突然发出的喊叫声，称为惊呼。骤发剧痛或惊恐常令人发出惊呼，小儿阵发惊呼，声尖惊恐，多是肝风内动、扰乱心神之惊风证。

●语言异常："言为心声"，故语言异常多属心的病变。一般来说，沉默寡言者，多属虚证、寒证；烦躁多言者，多属实证、热证。语声低微、时断时续者，多属虚证；语声高亢有力者，多属实证。

狂言与癫语：患者神志错乱、意识思维障碍所出现的语无伦次。

狂言表现为骂詈歌笑无常、胡言乱语、喧扰妄动、烦躁不安等，主要见于狂证，俗称"武痴""发疯"，患者情绪处于极度兴奋状态，属阳证、热证，多因痰火扰心、肝胆郁火所致。癫语表现为语无伦次、自言自语或默默不语、哭笑无常、精神恍惚、不欲见人，主要见于癫病，俗称"文痴"，患者精神抑郁不振，属阴证，多因痰浊郁闭或心脾两虚所致。

独语与错语：是患者在神志清醒、意识思维迟钝时出现的语言异常，以老年人或久病之人多见，为心之气血亏虚、心神失养、思维迟钝所致，多见于虚证患者。独语表现为独自说话、喃喃不休、首尾不续、见人便止，多因心之气血不足、心神失养，或痰浊内盛、上蒙心窍、神明被扰所致。错语表现为语言颠倒错乱，或言后自知说错，不能自主，又称为"语言颠倒""语言错乱"，多因肝郁气滞、痰浊内阻、心脾两虚所致。

谵语与郑声：均是患者在神志昏迷或蒙眬时出现的语言异常，为病情垂危、失神状态的表现。谵语多因邪气太盛、扰动心神所致，而郑声多是正气大伤、心神失养所致。谵语表现为神志不清、胡言乱语、声高有力、往往伴有身热烦躁等，多属实证、热证，尤以急性外感热病多见。郑声表现为神志昏沉、语言重复、低微无力、时断时续，多因心气大伤、神无所依而致，属虚证。

●呼吸异常：主要表现为喘、哮、上气、短气、气微、气粗等现象。

喘，又称"气喘"，是指呼吸急促困难甚至张口抬肩、鼻翼煽动、端坐呼吸、不能平卧的现象，可见于多种急慢性肺脏疾病。喘在临床辨证时，首先要区分虚实。实喘的特点是发病急骤、呼吸困难、声高息涌气粗、唯以呼出为快，甚则仰首目突，脉数有力，多因外邪袭肺或痰浊阻肺所致。虚喘的特点是发病缓慢、呼吸短促、似不相接续、但得引一深吸为快，活动后喘促更甚、气怯声低、形体虚弱、倦怠乏力、脉微弱，多因肺之气阴两虚，或肾不纳气所致。

哮，以呼吸急促、喉中痰鸣如哨为特征，多反复发作，不易痊愈，往往在季节转换、气候变化突然时复发，哮病要注意区别寒热。寒哮，又称"冷哮"，多在冬春季节，遇冷而作，因阳虚痰饮内停，或寒饮阻肺所致。热哮，常在夏秋季节、气候燥热时发作，因阴虚火旺或热痰阻肺所致。上气以呼吸气急、呼多吸少为特点，可兼有气息短促、面目浮肿，为肺气不利、气逆于喉间所致，有虚证和实证之分。实证以痰饮阻肺或外邪袭肺多见，虚证以阴虚火旺多见。

短气以呼吸短促、不相接续为特点，其症似虚喘而不抬肩，似呻吟而无痛楚，多因肺气不足所致。此外，若胸中停饮也可见短气，为水饮阻滞胸中气机、肺气不利而致。

少气以呼吸微弱、语声低微无力为特点，多伴有倦怠懒言，面色不华，谈话时自觉气不足以言，常深吸一口气后再继续说话，为全身阳气不足之象。

气粗、气微是指患者呼吸时鼻中气息粗重或微弱，气息粗重多属实证，为外感六淫之邪或痰浊内盛、气机不利所致；气息微弱多属虚证，为肺肾气虚所致。

●咳嗽：是肺病中最常见的症状，是肺失肃降、肺气上逆的表现。"咳"是指有声无痰，"嗽"是指有痰无声，"咳嗽"为有声有痰。

咳嗽一症，首当鉴别外感、内伤。一般来说，外感咳嗽，起病较急，病程较短，必兼表证，多属实证；内伤咳嗽，起病缓慢，病程较长或反复发作，以虚证居多。咳嗽之辨证，要注意咳声的特点。如咳声紧闷，多属寒湿；咳声清脆，多属燥热等；如咳嗽昼甚夜轻者，常为热为燥；夜甚昼轻者，多为肺肾阴亏；若无力作咳、咳声低微者，多属肺气虚。此外，对咳嗽的诊断，还须参考咳痰的色、量等不同表现和兼见症状以鉴别寒热虚实。

●呕吐、嗳气与呃逆：均属胃气上逆所致，因病邪影响的部位不同，而见呕吐、嗳气与呃逆等不同表现。

呕吐：又可分为呕吐、干呕。有声有物称为呕；有物无声称为吐，如吐酸水、吐苦水等；干呕是指欲吐而无物有声，或仅呕出少量涎沫，临床上统称为呕吐。

由于导致胃气上逆的原因不同，故呕吐的声响形态亦有所区别，从而可辨病证的寒热虚实。例如，吐势徐缓、声音微弱者，多属虚寒呕吐；而吐势较急、声音响亮者，多为实热呕吐。虚证呕吐多因脾胃阳虚和胃阴不足所致；实证呕吐多由邪气犯胃、浊气上逆所致，多见于食滞胃脘、外邪犯胃、痰饮内阻、肝气犯胃等证。

嗳气：俗称"打饱嗝"，是气从胃中上逆出咽喉时发出的声音。饱食之后，偶有嗳气不属病态。嗳气亦当分虚实。虚证嗳气，其声多低弱无力，多因脾胃虚弱所致；实证嗳气，其声多高亢有力，嗳后腹满得减，多为食滞胃脘、肝气犯胃、寒邪客胃。

呃逆：俗称"打咯忒"，指胃气上逆，从咽部冲出，发出的一种不由自主的冲击声，由胃气上逆、横膈拘挛所致。呃逆临床需分虚实寒热。一般呃声高亢，音响有力的多属实、属热；呃声低沉，气弱无力的多属虚、属寒。实证往往发病较急，多因寒邪直中脾胃或肝火犯胃所致；虚证多因脾肾阳衰或胃阴不足所致。正常人在刚进食后，或遇风寒，或进食过快均可见呃逆，往往是暂时的，大多能自愈。

●叹息：又称"太息"，是指患者自觉胸中憋闷而长嘘气，嘘后胸中略舒的一种表现。叹息是因气机不畅所致，以肝郁和气虚多见。

2）嗅气味：主要是嗅患者病体、排出物、病室等的异常气味，以了解病情，判断疾病的寒热虚实。

➤病体气味

●口臭：是指患者张口时，口中发出臭秽之气，多见于口腔本身的病变或胃肠有热之人。

口腔疾病致口臭的，可见于牙疳、龋齿或口腔不洁等。胃肠有热致口臭的，多见胃火上炎、宿食内停或脾胃湿热之证。

●汗气：引起出汗的原因不同，则汗液所散发的气味也就不同。外感六淫邪气，如风邪袭表，或卫阳不足、肌表不固，汗出多无气味。气分实热壅盛，或久病阴虚火旺之人，则汗出量多而有酸腐之气。痹证若风湿之邪久羁肌表化热，可见汗出色黄而带有特殊的臭气。阴水患者若出汗伴有"尿臊气"，则是病情转危的险候。

●鼻臭：是指鼻腔呼气时有臭秽气味。其因有三：一是鼻渊，指鼻流黄浊、黏稠、腥臭之涕，缠绵难愈，反复发作。二是鼻部溃烂，如梅毒、疠风或癌肿可致鼻部溃烂，而产生臭秽之气。三是内脏病变，如鼻呼出之气带有"烂苹果味"，是消渴病之重症；若呼气带有"尿臊气"，则多见于阴水患者，是病情垂危的险症。

●身臭：身体有疮疡溃烂流脓水或有狐臭、漏液等均可致身臭。

➤排出物气味：一般患者能自觉。因此，对于排出物如痰涎、大小便、妇人经带等的异常气味，通过问诊可以得知。一般而言，湿热或热邪致病，其排出物多混浊而有臭秽、难闻的气味；寒邪或寒湿邪气致病，其排出物多清稀而无特殊气味。

呕吐物气味臭秽，多为胃热炽盛。若呕吐物气味酸腐，呈完谷不化之状，则为宿食内停。呕吐物腥臭，夹有脓血，可见于胃痈。若呕吐物为清稀痰涎，无臭气或腥气，为脾胃有寒。

嗳气酸腐，多为胃脘热盛或宿食停滞于胃而化热。嗳气无臭，多因肝气犯胃或寒邪客胃所致。

小便臊臭，其色黄、混浊，属实热证。若小便清长，微有腥臊或无特殊气味，属虚证、寒证。

大便恶臭，黄色稀便或赤白脓血，为大肠湿热内盛。小儿大便酸臭，伴有不消化食物，为食积内停。大便溏泄，其气腥，为脾胃虚寒。

矢气败卵味，多因暴饮暴食、食滞中焦或肠中宿便内停所致。矢气连连、声响不臭，多属肝郁气滞、腑气不畅。经血或产后恶露臭秽，为热邪侵袭胞宫。带下气臭秽、色黄，为湿热下注；带下气腥、色白，为寒湿下注。

➤病室气味：由病体本身及其排出物等发出。瘟疫开始即有臭气触人，轻则盈于床帐，重则充满一室。室内有血腥味，多为失血证。室内有腐臭气味，多有浊腐疮疡。室内有尸臭气味，为脏腑败坏。室内有尿臊气，多见于水肿病晚期。室内有烂苹果气味，多见于消渴病。

（2）现代化闻诊亚健康评估

1）听声音：包括听辨患者的语声、语言、呼吸、咳嗽、呕吐等。近些年来研究人员借助于现代基础医学、临床医学、物理学、空气动力学等多学科的现代科技手段、技术与方法，对中医声诊进行了客观化、标准化的研究。

在过去的发展中，声物理学和声心理物理学的研究已经取得了巨大的进步。这些进步使我们能够更精确地对声振动和声波进行测量，了解声振动和声波传播的运动规律及其心理物理学特性，并利用各种方法和工具对声信号分别在时域和频域进行解析。利用声物理学和声信号的数学分析处理方法对中医学所闻之声进行的检测和分析，推动了基于中医声诊方法的声生物学诊断方法及其全新的声生物学诊断仪器的研究和开发，同时也有助于从声生物学的意义上重新理解并定义相关的中医学声诊理论。

现代医学认为发声是喉头部位的声带振动的结果。声音具有三种声学特性，即音强（声频）、音高（声压）和音色（音品）。医学上利用声音的特性对声音的频率、振幅、持续时间进行分析。自 20 世纪 80 年代以来，国内外不少学者采用现代科学技术方法，从实验和临床角度，做了有益的探索。研究人员将声图仪和电子计算机用于声音的分析，做成用时间、频率和强度表示的三维声谱图，将它用于临床，便能将声诊的内容变换成声图。

近年来有学者利用语图仪、声谱仪、喉声气流图仪、频谱分析仪等配合电子计算机对语声、咳嗽声、肠鸣声、呼吸声、婴儿啼哭声等进行了初步观察，促进了声诊客观化研究的发展。临床上各种病变声音，如咳嗽、呕吐、太息等，都有着不同的声学特性表现，所以，对健康、亚健康、疾病状态进行大样本、多中心采样分析，建立新的客观指标体系，应用声图仪和计算机测定声音属性的各种物理量，寻找共同的、特有的声图表现及声学参数，是分析声音成分，揭示声诊临床价值的实验诊断学途径。

2）嗅气味：包括嗅辨患者的口气、汗气、痰涕之气等。目前，嗅诊现代研究方法主要有电子鼻、红外光谱法、直接顶空分析、气相—液相色谱分析法、便携式口气测量仪等。

研究表明，气味变化在评估健康状态和诊断疾病方面是一个有价值的指标，如对糖尿病患者气味中的丙酮含量的测定。亦有通过测定口腔中丙酮的含量来判断肥胖患者的日常饮食与发胖的相关性。食用低糖食物的人，第 2 天口气中的丙酮含量增加 1 倍，第 3 天或第 4 天则大约增加 5 倍。

自发性口臭患者往往经两位或两位以上医生诊断而无任何临床原

因，其异常气味来源于口腔或鼻腔，这类患者呼气中出现的三甲胺也在其尿液、汗液中存在。有研究采用气相色谱—质谱技术，对胃脘痛口臭患者及健康人呼出气味的成分进行了定性定量分析，结果表明，两组测试者共有成分为正丙醇、仲丁醇，胃脘痛口臭患者独有的成分为苯、吡啶、甲基吡啶、吲哚、3-甲基吲哚。其中，吡啶类和吲哚类物质是导致口臭的主要成分。

嗅诊现代研究方法的优点：①检测非创伤性；②可较准确及时地反映生物物质在动脉血中的浓度，避免采集血样；③信息采集无须进行复杂的预处理；④可直接提供表示呼吸功能的资料；⑤可对直接暴露于挥发性毒性物质环境中的人员进行动态适时检查；⑥可用于一些疾病的快速诊断，如癌症、微生物感染及中毒等。嗅诊现代研究方法也存在量化信息模糊、指标零散、特异性不高、研究方法单一、病种样本量小等不足之处，相关研究主要针对西医的疾病，而对健康、亚健康、体质辨识研究不多，故还存在较大研究空间。

因此，我们应充分利用现代科学技术，进一步开发和完善采样—浓缩—分析鉴定系统，制定人体正常气味的参考标准，建立各种疾病气味的数据库和人体气味学，为健康状态评估提供支持。

3. 问诊评估方法

问诊是询问患者或家属，了解患者身体健康状态的变化与发展过程，从而判断健康与疾病的方法。问诊是中医诊察疾病、判断健康状态的重要方法之一，受到历代医家的重视，并在长期的医疗实践中不断补充和完善。《难经》中就指出，"问而知之者，问其所欲五味，以知其病所起所在也"。明代张景岳认为问诊是"诊病之要领，临证之首务"，并将问诊归纳为"十问歌"，后经清代陈修园修改，即"一问寒热二问汗，三问头身四问便，五问饮食六问胸，七聋八渴俱当辨，九问旧病十问因，再兼服药参机变，妇人尤必问经期，迟速闭崩皆可见，再添片语告儿科，天花麻疹全占验"。问诊评估方法一般包括以下内容。

（1）一般情况：主要包括患者的姓名、年龄、性别、婚否、民族、发病节气、职业、籍贯、工作单位、现住址等。

（2）现在情况：主要包括个人感觉不适的时间、诱因、诊治经过等，即最常用的"十问歌"的内容。现在症状是判断健康状态、诊病、辨证的重要依据，如疼痛、胀满等，都是患者自身的感觉，缺乏客观征象，只有通过问诊方能得知。问寒热可以判断病邪的性质和机体阴阳盛衰，包括机体是否怕冷或发热，以及出现寒热的时间、寒热的轻重、持续的长短及兼症等。询问异常出汗或无汗的情况可以判断机体阴阳盛衰情况和病邪的性质，主要询问及评估有汗无汗，出汗的时间、多少、部位及兼症等。问疼痛可以判断机体的虚实情况，主要询问及评估疼痛的部位、性质、程度、时间、喜恶及伴随症状等。问头身胸腹，主要询问及评估头晕、耳鸣与耳聋、目眩、胸闷、心悸、胁胀、脘痞、腹胀、身重、麻木等症状的有无及程度和特点等，以此来判断机体的邪正盛衰情况。问饮食口味，主要了解有无口渴、饮水多少、喜冷喜热，有无食欲、食量多少、食物的喜恶及口中有无异味等。问睡眠主要了解机体的阴阳盛衰、气血盈亏及心、肾等脏腑功能情况，主要询问及评估睡眠时间长短、入睡难易、有无多梦及伴随症状。问二便可以了解机体消化功能的强弱、水液代谢的情况，亦是判断寒热虚实的重要依据；主要询问及评估二便的性状、颜色、气味、便量、便次、排便感觉及兼症等。问情志主要通过询问个体情志异常与否来诊断以情绪异常为主要表现的疾病，主要询问及评估患者主观体验，同时观察患者的面部表情、姿态、动作及讲话声音、语气等以综合判断。问经带主要是针对女性经、带、胎、产等情况进行询问和评估。

（3）既往史：即过去病史，主要包括患者平素身体健康状况及曾患疾病情况。过去健康状态可作为判断目前健康与否及亚健康倾向的依据。如素体健壮者，亚健康倾向多为实证、热证等；素体虚弱者，亚健康倾向多为虚证。

（4）生活史：主要询问及评估患者的生活经历、精神情志、生活起居、婚姻生育等，对判断整体健康状态有参考意义。

（5）问诊客观化评估现状及进展：目前较多使用专家问诊系统，或者问卷等主客观相结合的方法来进一步信息化问诊方式与方法。但问诊本身是主观性较强的一个诊断方式，亦不是唯一的诊断方式，因此计算机辅助问诊系统也只能作为一种参考，不能代替整体问诊。临床医生需要通过更合理、更科学的方式来进一步完善问诊。

4. 切诊评估方法

中医切诊是指运用手对患者体表某些部位进行触、摸、按、压，以获得相关资料的一种诊察方法，包括脉诊和按诊两部分。其中，脉诊是医生切按患者一定部位的脉搏，一般多为寸口部（桡骨茎突内侧桡动脉搏动处，中医学分为寸、关、尺三部）；按诊是指对患者的肌肤、手足、胸腹、腧穴等处进行触、摸、按、压的诊断方法。

（1）传统中医切诊

1）脉诊：在亚健康及疾病的评估中主要基于传统中医脉诊理论及实践。通过脉象的"常"与"变"来推测人体的健康状态。经过不断总结，我们把脉象归纳为浮、沉、迟、数、大、小、滑、涩"八纲脉"，即浮则为表、沉则为里、数则为热、迟则为寒、滑大为实、涩小为虚。

脉学发展至今，主要以近代提出的二十八种脉来进行分述。平脉是指正常人的脉象，以有胃、有神、有根为特点，具体表现为寸、关、尺三部有脉，一息四五至，不浮不沉，不大不小，从容和缓有力，节律一致。

常见的亚健康和疾病脉象分述如下。

浮脉

【脉象】轻取即得，重按稍减而不空，举之泛泛而有余，如水上漂木。

【主病】表证、虚证。

洪脉

【脉象】洪脉极大，状若波涛汹涌，来盛去衰。

【主病】里热证。

濡脉

【脉象】浮而细软，如帛在水中。

【主病】虚证、湿证。

沉脉

【脉象】轻取不应，重按乃得，如石沉水底。
【主病】里证，亦可见于无病之正常人。

弱脉

【脉象】极软而沉细。
【主病】气血阴阳俱虚证。

迟脉

【脉象】脉来迟缓，一息不足四至（相当于脉搏每分钟 60 次以下）。
【主病】寒证。迟而有力为寒痛冷积，迟而无力为虚寒。久经锻炼的运动员，脉迟而有力，不属病脉。

缓脉

【脉象】一息四至，来去怠缓。
【主病】湿证、脾胃虚弱。

涩脉

【脉象】迟细而短，往来艰涩，极不流利，如轻刀刮竹。
【主病】精血亏少、气滞血瘀、夹痰、夹食。

结脉

【脉象】脉来缓，时而一止，止无定数。
【主病】阴盛气结、寒痰血瘀、癥瘕积聚。

数脉

【脉象】一息脉来五至以上。
【主病】热证。有力为实热，无力为虚热。

动脉

【脉象】脉形如豆，厥厥动摇，滑数有力。

【主病】痛证、惊证。妇女妊娠反应期可出现动脉，对临床诊断早孕有一定的参考价值。

虚脉

【脉象】三部脉举之无力，按之空虚。

【主病】虚证。

细脉

【脉象】脉细如线，但应指明显。

【主病】气血两虚、诸虚劳损、湿证。

代脉

【脉象】脉来时见一止，止有定数，良久方来。

【主病】脏气衰微、风证、痛证，亦可见于妊娠初期的孕妇。

短脉

【脉象】首尾俱短，不能满部。

【主病】气病。有力为气滞，无力为气虚。

实脉

【脉象】三部脉举按均有力。

【主病】实证，平人亦可见。

滑脉

【脉象】往来流利，如珠走盘，应指圆滑。

【主病】痰饮、食积、实热。妇女妊娠见滑脉，是气血充盛而调和的表现。

弦脉

【脉象】端直以长，如按琴弦。

【主病】肝胆病、痰饮、痛证、疟疾。

紧脉

【脉象】脉来绷急，状若牵绳转索。

【主病】寒证、痛证。

长脉

【脉象】首尾端长，超过本位。

【主病】肝阳有余、火热邪毒等有余之证。

2）按诊：是切诊的组成部分，在中医诊法中具有不容低估的重要地位。它在望、闻、问、切的基础上，更进一步地探明疾病的部位和性质等情况。对于胸腹部的疼痛、肿胀、痰饮、癥块等病变，通过触按，医生可以完善诊断与辨证所必需的资料。

➤体位：按诊时患者取坐位或仰卧位。一般按胸腹时，患者须采取仰卧位，全身放松，两腿伸直，两手放在身旁。医生站在患者右侧，右手或双手对患者进行切按。在切按腹内肿块或腹肌紧张度时，可令患者屈起双膝，使腹肌松弛，以便于切按。

➤手法：按诊的手法大致可分触、摸、推、按四类。触是以手指或手掌轻轻接触患者局部皮肤，如额部及四肢皮肤等，以了解凉、热、润、燥、糙等情况。摸是以手抚摸局部，如肿胀部位等，以探明局部的感觉情况及肿物的形态、大小等。推是以手稍用力在患者局部作前后或左右移动，以探明肿物的移动度及局部同周围组织的关系等情况。按是以手按压局部，如胸腹或肿物部位，以了解深部有无压痛，肿块的形态、质地，肿胀的程度、性质等。在临床上，各种手法是综合运用的，常常是先触摸，后推按，由轻到重，由浅入深，逐层了解病变的情况。

按诊时，检查者手法要轻巧，要避免突然暴力，冷天要事先把手捂暖后再行检查。一般先触摸，后按压，指力由轻到重，由浅入深。同时检查者要嘱咐被检查者主动配合，随时反映自己的感觉，还要边检查边观察对方的表情变化以了解其痛苦所在。按诊时要认真仔细，不放过任何一个与疾病有关的部位。

➤按诊的内容：按诊的应用范围较广。临床上以按肌肤、按手足、按胸腹、按腧穴等为常用，兹分述如下。

●按肌肤：是为了探明全身肌表的寒热、润燥及肿胀等情况。

凡阳气盛者身多热，阳气衰者身多寒。

按肌肤不仅能从冷暖以知寒热，更可从热的甚微而分表里虚实。凡身热初按热甚，久按热反转轻者，为热在表；若身热初按热轻，久按其热反甚，热自内向外蒸发者，为热在里。

肌肤濡软而喜按者，为虚证；患处硬痛而拒按者，为实证。轻按即痛者，病在表浅；重按方痛者，病在深部。

皮肤干燥者，为尚未出汗或津液不足；干瘪者，为津液不足；湿润者，为身已汗出或津液未伤。

皮肤甲错者，为伤阴或内有干血。

按压肿胀，可以辨别水肿和气肿。按之凹陷，放手即留手印，不能即起者，为水肿；按之凹陷，举手即起者，为气肿。

可辨别疮疡属阴属阳和是否成脓。肿而竖硬不热者，属寒证；肿处烙手、压痛者，为热证。根盘平塌漫肿者属虚；根盘收束而高起者属实。患处坚硬，多属无脓；边硬顶软，内必成脓。至于肌肉深部的脓肿，则以"应手"或"不应手"来确定有脓无脓。方法是两手分放在肿物的两侧，一手时轻时重地加以压力，一手静候深处有无波动感，若有波动感即称为"应手"，即为有脓；反之，即称为"不应手"，即为无脓。根据波动范围的大小，即可测知脓液的多少。

●按手足：主要在于探明寒热，以判断病证性质属虚属实、在内在外及预后。凡疾病初起、手足俱冷者，为阳虚寒盛，属寒证；手足俱热者，多为阳盛热炽，属热证。

诊手足寒热，还可以辨别外感病或内伤病。手足的背部较热者，为外感发热；手足心较热者，为内伤发热。此外，还有以手心热与额上热的互诊来分别表热或里热的方法。额上热甚于手心热者，为表热；手心热甚于额上热者，为里热。这一诊法对判断病情的寒热虚实及表里内外有参考意义。

●按胸腹：胸腹各部位的划分，膈上为胸，膈下为腹。侧胸部从腋下至十一、十二肋骨端的区域为胁。胸部剑突下方位置称为心下。胃脘相当于上腹部。大腹为脐上部位，小腹在脐下，少腹即小腹之两侧。

按胸腹就是根据病情的需要，有目的地对胸前区、胁肋部和腹部进行触摸、按压，必要时进行叩击，以了解其局部的病变情况。

胸腹按诊的内容，又可分为按虚里、按胸胁和按腹部三部分。

按虚里：虚里位于左乳下心尖搏动处，为诸脉所宗。探明虚里搏动的情况，可以了解宗气的强弱，病之虚实，预后之吉凶。古人对此甚为重视。

按胸胁：前胸高起，按之气喘者，为肺脏证。胸胁按之胀痛者，可能是痰热气结或水饮内停。

按腹部：按腹部主要了解凉热、软硬度、胀满、肿块、压痛等情况，以协助疾病的诊断与辨证。

●按腧穴：是按压身体上某些特定穴位，通过这些穴位的变化与反应，来推断内脏的某些疾病。

腧穴的变化主要是出现结节或条索状物，或者出现压痛及敏感反应。据临床报道，肺病患者，有些可在肺俞摸到结节，有些在中府出现压痛。肝病患者可出现肝俞或期门压痛。胃病患者在胃俞和足三里有压痛。肠痈患者在阑尾有压痛。

此外，还可以通过指压腧穴做试验性治疗，从而协助鉴别诊断，如胆道蛔虫病腹痛，指压双侧胆俞则疼痛缓解，其他原因腹痛则无效，可资鉴别。

（2）切诊现代评估方法：脉诊客观化评估现状及进展，自20世纪50年代以来，随着科学技术的发展和应用，以及生物医学、数学、物理学、生物力学、生物工程学、计算机科学等与中医领域的融合，脉诊客观化的研究方面已经取得了充足的进展，并将其取得的成果积极地应用于教学、临床、科学研究方面。脉象可以反映出人体整体的生理病理信息，对临床诊断疾病有重要的参考价值。现代脉诊仪能够识别平、浮、沉、迟、数、弦、滑、涩、洪、促、结、代等临床常见基本脉象的脉图，可以在一定程度上反映脉象的基本特征，并提供相应的脉搏波特征参数及临床应用。脉诊仪的应用方向应该是检测、分析脉图，结合病史和实验诊断，四诊合参，分析脉图与病、证的相关性，逐步建立临床适用的脉图诊断标准，为中医临床提供客观化的诊断方法。脉诊仪，特别是传感器的研究及更新、脉象采集的客观化、脉图分析的准确性都促进了脉诊客观化评估的发展，是完善现代中医辅助诊疗手段的重要前提。

中医脉诊仪是以中医理论为基础，通过采集寸口桡动脉脉搏跳动的信息来分析人体整体的生理病理信息的仪器。传感器作为脉诊仪的核心部件，即模拟中医师的切脉，将切脉压力和脉搏搏动压力转换成可方便测量的物理量。目前传感器的感知触头以单点为主，以上海中医药大学ZM-Ⅰ、ZM-Ⅲ型应用最为广泛。中医传统脉诊诊法是三指并齐，可了解三部同时下指或循法或单指或指指交替时脉象的特征和脉象随指压变化而变化的情况；中医脉诊仪可观察三部在总按（同等加压）的条件下脉图的相似性或差异性，或不同指压时的特异性。

随着现代社会的发展及人民生活水平的提高，健康问题越来越受到社会和人们的关注，如何生活得更健康成为重要的社会问题。随着生活方式的改变，健康状态的监测与评估已引起了各界的高度重视，深入研究健康状态的评估方法，具有重要的社会价值。长期以来，脉诊客观化研究已经取得了一定的成就，脉诊的客观化、标准化应用已有了相当的基础。有学者在对脉搏波形图与脉图生物龄进行的研究与观测中发现，脉图生物龄能比较准确地反映健康人群的生理状况，并进行了脑力性疲劳的脉图观察与实验研究及急性、力竭性运动的脉图研究。在亚健康方面，观察大学生亚健康的四种相对单纯性证候，气虚型、血虚型、阴虚型、气郁型，分别予以相关中药制剂干预，并从脉图特征指标观察中药干预后的指标变化，此外每种证型亦有其他特征参数的变化特点，因此有些学者认为脉图指标可一定程度地反映亚健康的变化，适用于亚健康人群的辨证和疗效评价。

5. 八纲与证候诊断评估方法

八纲是指表、里、寒、热、虚、实、阴、阳八个辨证纲领。八纲辨证就是将四诊收集到的健康及病情资料综合分析，以探求病变部位的深浅、病变性质的寒热、邪正斗争的盛衰、病证类别的阴阳，并归纳为表、里、寒、热、虚、实、阴、阳八类证候，以作为辨证纲领的方法。

表里是辨别疾病病位内外和病势深浅的一对纲领。它是一个相对的概念。就脏与腑而言，腑为表，脏为里；就经络与脏腑而言，经络为表，脏腑为里等。从病势深浅论，外感病者，病邪入里一层，则病深一层；出表一层，则病轻一层。这种相对概念的认识，在六经辨证和卫气营血辨证中尤为重要。以上是广义之表里概念。狭义的表里，是指身体的皮毛、肌腠、经络为外，这些部位受邪，属于表证；脏腑、气血、骨髓为内，这些部位发病，统属里证。表里辨证，在外感病辨证中具有重要的意义，可以察知病情的轻重，明确病变部位的深浅，预测病理变化的趋势。表证病浅而轻，里证病深而重。表邪入里为病进，里邪出表为病退。了解疾病的轻重进退，就能掌握疾病的演变规律，取得治疗上的主动权，以采取适当的治疗措施。

寒热是辨别疾病性质的两个纲领。寒证与热证反映机体阴阳的偏盛与偏衰。阴盛或阳虚表现为寒证；阳盛或阴虚表现为热证。寒热辨证在治疗上有重要意义。《素问·至真要大论》中提到"寒者热之""热者寒之"，两者治法正好相反。所以寒热辨证，必须确切无误。

虚实是辨别邪正盛衰的两个纲领。虚指正气不足；实指邪气盛实。虚证反映人体正气虚弱而邪气也不太盛；实证反映邪气太盛，而正气尚未虚衰，邪正相争剧烈。虚实辨证，可以掌握患者机体邪正盛衰的情况，为治疗提供依据，实证宜攻，虚证宜补。只有辨证准确，才能攻补适宜，免犯虚虚实实之误。

阴阳是八纲辨证的总纲。在诊断上，可根据临床上证候表现的病理性质，将一切疾病分为阴阳两个主要方面。阴阳可概括其他六个方面的内容，即表、热、实属阳；里、寒、虚属阴，故有人称八纲为"二纲六要"。

在临床诊断与评估中，由于表里寒热虚实之间有时是相互联系交织在一起的，不能截然分开。因此，阴证和阳证之间有时也不是截然分开的，往往出现阴中有阳、阳中有阴的复杂证候。具体情况应由临床医师诊断，患者不可自行判断。

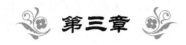

第三章

亚健康的中医药调治

第一节　中医特色亚健康调治方法

亚健康是由心理、社会、生物三个方面因素引起的机体神经系统、内分泌系统和免疫系统的整体协调失衡、功能紊乱所致，在治疗上也主要是以调整系统的平衡为主。中医认为人体阴阳气血平衡、脏腑功能协调、气血充盛调畅是健康的保证。具体来说，亚健康人群需要通过以下几种方式进行调整。

1. 精神情志调摄

精神疗法又称为心理疗法，即应用心理学的知识和技巧，通过各种方法，运用语言或非语言的交流形式，来影响对方的心理状态，并改变其不正确的认知活动、情绪障碍，进而解决其心理上的矛盾，以达到治疗疾病目的的一种方法。中医学对于精神情志的调节更加广泛。中医学认为七情内伤会导致人体脏腑气机的紊乱，脏腑阴阳气血功能失调，从而出现亚健康。因此，出现了情志治疗法，即通过调畅情志来治疗疾病，情志治疗法也被称为情志制胜法，如悲可以胜怒，喜可以胜悲，恐可以胜喜，怒可以胜思，思可以胜恐。所以亚健康者平日要重视自我情绪的调节，不以物喜，不以己悲，保持平和的心态，预防疾病的发生。

2. 生活起居调摄

正常的劳动和休息有助于气血畅通，消除疲劳，恢复体力和脑力，以维持正常的生理活动。而长时间过度劳累或过度安逸都会致人发病。中医学认为健康的生活、行为、工作方式是提高生命质量、预防亚健康及疾病的有效方法，并主张饮食有节、起居有常、劳逸适度。如果劳力过度，则损耗机体之气，可见少气懒言、精神疲惫等表现；若劳神过度，则暗耗心血，损伤脾气，可见心悸、失眠多梦、纳呆、腹胀等表现；若安逸过度，则气血运行减慢、不畅，久则气滞血瘀变生他病。所以人们平时应注意生活起居，保持良好生活习惯，方可有效预防亚健康。

3. 饮食与食疗

中医提出"药以祛之，食以随之"的治疗方法，以食物辅助正气，且需酸、苦、甘、辛、咸五味调和，不可偏食偏嗜，并提出宜早食、缓食、少食、淡食、暖食、软食的六宜饮食。通过食疗法可使气血阴阳维持相对平衡的状态，起到舒缓和调节亚健康的作用。早在春秋以前，茶叶已作为药材而备受关注，最初以嚼茶树鲜叶以获取茶汁，后来逐渐演变成煎茶、煮茶、泡茶。适当饮茶可改善血液循环，缓解精神压力，促进心理平衡，并可有效预防心血管疾病。

4. 经络调养

经络是人体运行气血，联络脏腑形体官窍，沟通上下内外的通道，可传导感应信息，调节机体平衡。亚健康表现为身体酸痛、疲劳等人可采用针灸、按摩、推拿等作用于人体特定部位，具有扶正祛邪、平衡阴阳、调节脏腑气血的功能，可使机体的正常活动得以恢复和维持，将机体各脏腑组织器官的功能调节到或接近于最佳生理状态。亚健康人群经常进行针灸可提高机体免疫力，延缓衰老。针灸疗法可依据"虚则补之，实则泻之"的治疗原则。进针后通过补、泻、平补、平泻等手法的配合运用，以调动人体自身的调节反应，针刺以这种方式刺激体表穴位，并通过全身经络的传导，来调整气血和脏腑的功能，从而达到"扶正祛邪""治病保健"的目的。艾灸可将热力透入肌肤，以温通气血。推拿手法作用于人体的特定部位，调节机体的生理病理状况，并达到防治疾病的目的。改良捏脊疗法可调治脾虚型亚健康。可见，经络调养疗法可以调整脏腑功能、机体代谢和血液循环。

5. 火罐与刮痧

中医认为，在背部督脉及足太阳膀胱经脉走罐，不仅可以调治相应脏腑的病变，还能调治与内脏相关的五官九窍、皮肉筋骨、四肢百骸等的病变，以安和五脏、调畅阳气，从而提高机体免疫功能，激发和增强机体的抗病能力。刮痧时的出痧过程即可形成一种新的刺激因素，可以疏通经络、调节气血运行，从而改善脏腑功能，激发阳气。这两种疗法对亚健康人群的较好疗效已得到临床广泛认可。

6. 功法

除以上治疗方法外还可采用功法缓解、治疗亚健康。例如，太极拳可活气血、养脑力，缓解焦虑、紧张等情绪，疏通人体经络，改善血液循环，以促进身体健康，对亚健康可起到一定的调治作用。八段锦的每一式动作都有其对应的脏腑、功用，能起到强身健体，防治某些症状、疾病的作用。气功练习可以有效调节神经内分泌系统，从而降低心理生理应激对机体的损伤，以保持内环境的稳态。人体在进行较为细腻的极其注重细节的动作，如八段锦练习时，需要人的思维活动连续地集中于每一个细节动作上。这就需要人的大脑在处理这些信息时要精神集中，才能有条不紊地进行。久而久之，练习者一旦进行八段锦练习，就能暂时把与练习无关的精神活动全部排除在大脑的思维活动之外。由于这种效应的连续累加，渐渐地人们在平常的生活、工作中阻挡或排除不良心理刺激的能力就会得到增强，这可能就是八段锦能够提高锻炼者的心理健康水平的直接原因。而易筋经对锻炼者的心理活动也有着积极的影响，其可以降低锻炼者的焦虑和抑郁水平。

7. 中药干预

中药治疗亚健康以"治病必求于本"为总的治疗原则。根据其病因病机调节脏腑经络、气血阴阳，如以二至丸、四物汤和复方阿胶浆为基础，伴随心烦失眠、头晕、神疲乏力、手足心热、自汗、盗汗等症状时分别加用天王补心丹、补中益气丸、归芍地黄丸、六味地黄丸等进行调治；安神补脑液针对的亚健康人群，临床上多表现为神经衰弱、心悸、失眠、健忘、多梦易醒、精神不振、头昏目眩、神疲乏力、注意力不集中、胸闷气短等；亚健康人群往往因为肾阴亏损、津液暗耗，导致脏腑虚损而致功能紊乱，六味地黄丸可补肾滋阴，达到养肝潜阳、生津润心醒脾的目的；安亚康汤剂具有补益气血、活血化瘀的作用，可缓解亚健康人群心悸、胸闷、乏力、眩晕、不寐、出汗、纳呆等症。所以在治疗过程中应重视调理脾胃、疏肝理气、补益肾气。

除了以上治疗方法外还有物理疗法、音乐疗法、中药药浴等，这些疗法为亚健康的干预提供了多种途径，而这些中医调治方法的综合应用可更加明显地改善亚健康。

第二节　常见亚健康的调治

1. 亚健康医学指标异常分类与调治

（1）临界高血压的亚健康调治：1999 年世界卫生组织/国际高血压学会（International Society of Hypertension，ISH）提出了血压的评估标准，即理想血压<120/80 毫米汞柱；正常血压<130/85 毫米汞柱；正常高限 130～139/85～89 毫米汞柱；高血压≥140/90 毫米汞柱。根据上述标准，收缩压 130～139 毫米汞柱，舒张压 85～89 毫米汞柱为正常高限，也称为临界高血压，在无危险因素存在的条件下，临界高血压者无须服用降压药物治疗，但是由于其血压已偏离正常，故其发生高血压的危险性是血压正常人群的 3.5 倍。处于临界高血压状态的人群多数无明显症状，部分可表现为头痛、头晕、耳鸣、眼花、注意力不集中、记忆力减退、疲惫乏力、易烦躁等。

1）精神情志调治：中医学认为七情过激均能致病，而高血压与肝气郁结、肝火亢盛密切相关。现代心身医学研究表明，恐惧焦虑、脾气暴躁、性格乖戾、情绪激动、精神紧张等因素是血压波动的重要诱因，如果这些状态持续得不到改善，便会使已经升高的血压固定下来，久而久之，则形成高血压。因此临界高血压的亚健康人群要注意调节情志，保持乐观豁达、精神舒畅状态，避免长时间的精神紧张，消除过分的欲望，以保持宁静淡泊、恬淡虚无、遇事谦让、悲怒不生的平和心境，这对预防亚健康发展为高血压可以起到一定作用。

2）生活起居调治：《黄帝内经》说："起居有常，不妄作劳。"就是说，人们生活要有规律，保持良好的生活习惯，按时作息，做到劳逸结合；同时老年人应行动缓慢，不要突然改变体位，起立、弯腰等动作一定要缓慢；防止踩空、跌倒或绊倒等意外发生；保持大便通畅，忌大便过度用力及长时间蹲厕，以免血压急骤升高而致脑卒中等；还应注意气候变化，防寒保暖，以防血压升高。此外，由于高血压状态人群往往阴精不足、虚火上炎，因此要注意节制房事，以防肾精亏损的加重，从而导致高血压状态的持续，正如孙思邈《千金翼方》所言："上士别床，中士异被；服药百裹，不如独卧。"

3）饮食调治：饮食方面，临界高血压状态的亚健康人群首要是限盐，盐即氯化钠，过多摄入易引起血压的升高，因此每人每日摄盐量限制在 6 克以内，同时补充钾有利于排钠，可以选用钠、钾调和食用盐，并多食海带、紫菜、木耳、蘑菇、山药、马铃薯、芋头、茄子、莴笋、冬瓜、鱼类等含钾量较丰富的食物。其次饮食宜以清淡为主，多食富含植物纤维素的水果蔬菜，如芹菜、菠菜、油菜、白菜、香蕉、苹果、山楂、桑椹等，少食高热量、高脂肪、高胆固醇的"三高"食品，以限制脂肪的摄入。最后应戒烟限酒，忌饮浓茶、浓咖啡等。

➢药膳方面，此类人群可以选择山楂粥、桃仁粥、胡萝卜粥、莲肉粥、凉拌芹菜叶或马兰头、天麻乌鸡煲、西芹百合等，这些药膳对高血压的防治均有一定的作用，举例如下。

山楂粥

【原料】山楂 30～40 克，粳米 100 克，砂糖 10 克。

【制法】先将山楂入砂锅煎取浓汁，去渣，然后加入粳米、砂糖煮粥。

【用法】可在两餐之间当点心食用，不宜空腹食用，以 7～10 天为 1 个疗程。

【功效】健脾胃，消食积，散瘀血。本品适用于临界高血压状态伴食积、腹痛、腹泻者及小儿乳食不消等。

桃仁粥

【原料】桃仁 10～15 克，粳米 50～100 克。

【制法】先将桃仁捣烂如泥，加水研汁去渣，然后加入粳米煮粥。

【用法】每日 1 次，以 5～7 天为 1 个疗程。

【功效】活血通经，祛痰止痛。本品适用于临界高血压状态伴瘀血者。

【宜忌】用量不宜过大，怀孕妇女及平素大便稀薄者不宜服用。

胡萝卜粥

【原料】新鲜胡萝卜、粳米各适量。

【制法】先将胡萝卜洗净切碎，然后加入粳米煮粥。

【用法】早晚餐宜热食。

【功效】健脾和胃，下气化滞，明目，降压利尿。本品适用于临界高血压状态伴消化不良及眼花者。

【宜忌】用量不宜过大，怀孕妇女及平素大便稀薄者不宜服用。

莲肉粥

【原料】莲子粉 15 克，粳米 30 克，红糖适量。

【制法】将以上三味同入砂锅煮粥。

【用法】可随意服食。

【功效】补脾止泻，益肾固精，养心安神。本品适用于临界高血压状态人群伴脾虚泄泻，肾虚不固所致的遗精、尿频、带下量多及心悸、虚烦失眠等症。

【宜忌】凡有外感及实热证者不宜服用。

凉拌芹菜叶或马兰头

【原料】芹菜叶或马兰头 300 克，鸡精、盐、香油适量。

【制法】芹菜叶或马兰头洗净焯水，取出后挤干水分切碎，加入适量的盐、鸡精、香油调味。

【用法】可随意服食。

【功效】辅助降血压。本品适用于临界高血压状态人群伴肾阴亏虚，肝火旺盛而见腰酸、盗汗、面红、目赤、易怒等症。

天麻乌鸡煲

【原料】乌鸡300克，天麻10克，生姜2片，大枣2枚，油、盐适量。

【制法】乌鸡切块与天麻、生姜、大枣同入砂锅，加适量的水、油、盐，武火烧开后，文火炖煮1小时左右。

【用法】可随意服食。

【功效】辅助降血压。本品适用于临界高血压状态人群伴肝阳偏亢，肝风上扰而见头痛、眩晕、失眠多梦，或口苦面红等症。

葛根罗汉果瘦肉汤

【原料】猪瘦肉100克，葛根250克，罗汉果1～3个，油、盐适量。

【制法】猪瘦肉切块与葛根、罗汉果同入砂锅，加适量的水、油、盐，武火烧开后，文火炖煮1小时左右。

【用法】服食。

【功效】辅助降血压。本品适用于临界高血压状态人群伴肝阳偏亢而见面红、目赤、头痛等症。

➢药茶方面，应因时、因人、因地制定具体的方法。具有降压作用的中药有夏枯草、菊花、山楂、葛根、桑椹、枸杞子、三七、车前子、决明子、天麻、当归、桑寄生、大枣、冬虫夏草等。

枸杞决明二子茶

【原料】枸杞子、决明子等份，冰糖适量。

【制法】将上述原料沸水冲服。

【功效】益肝滋肾，明目通便。本品适用于临界高血压状态人群伴有头晕目眩、双目干涩、视物模糊、大便干结等症状，若伴有面红目赤、急躁易怒等肝阳上亢的表现，可在上茶中加入菊花等份。

车前决明二子茶

【原料】车前子、决明子等份。

【制法】将上述原料研磨成粉，沸水冲服。

【功效】明目利尿降压。本品适用于临界高血压状态人群伴有头晕目眩、双目干涩、视物模糊、小便不利等症。

桑寄生红枣茶

【原料】桑寄生30克，红枣5枚。

【制法】将上述原料沸水冲服。

【功效】养肾补血。本品适用于临界高血压状态伴血虚者。

菊槐二花茶

【原料】菊花、槐花各3克，红枣5枚。

【制法】将上述原料沸水冲服代茶饮。

【功效】平肝潜阳，清肝明目。本品适用于临界高血压状态伴有头晕、目眩、面红、目赤、口苦、头痛、视物模糊等肝阳上亢者。

三宝茶

【原料】菊花、罗汉果、普洱茶等份。

【制法】将上述原料泡水代茶久服。

【功效】平肝潜阳，降脂降糖。本品适合临界"三高"（高血压、高血糖、高血脂）状态人群长期服用。

4）经络腧穴调治：对于临界高血压的亚健康人群，体穴方面可进行体针疗法或相应的穴位按压，主穴选择百会、曲池、合谷、太冲、三阴交。肝火上炎者，加风池、肝俞、行间；痰湿内阻者，加丰隆、足三里；瘀血内阻者，加血海、膈俞；阴虚阳亢者，加太溪、复溜；阴阳两虚者，加关元、肾俞。

耳穴方面，这类人群可取皮质下、降压沟、脑、心、肾、神门、交感、肝、内分泌、眼，每次选取 3～4 穴，用毫针轻刺或王不留行子贴压，两耳交替。

5）运动功法调治：运动锻炼对高血压既有预防又有治疗作用，其可调节人体大脑皮质兴奋与抑制的转换，同时刺激机体产生一些化学物质，如三磷酸腺苷、组胺等，以舒张血管、降低血压；同时运动可调节情绪，舒畅心胸，缓解长期精神紧张对血压带来的影响。

运动类型的选择要以有氧运动为原则，避免在运动中做推、拉、举之类的静力性力量练习或憋气练习。此类人群应该选择那些全身性的、有节奏的、容易放松的、便于全面监视的项目，如太极拳、医疗体操、健步走、游泳、有氧舞蹈等。

6）中药干预

夏桑菊冲剂

【主要成分】夏枯草、桑叶、菊花。
【功能】辅助调节血压。
【不适宜人群】胃寒脾虚泄泻者。

迈康茶

【主要成分】天麻、杜仲、葛根、茶叶、红花、泽泻、白菊、大枣。
【功能】调节血压。
【不适宜人群】少年、儿童、低血压人群、孕产妇及月经过多者。

雅博宁胶囊

【主要成分】罗布麻、天麻、地骨皮、桑白皮、槐花、黄精、山楂。
【功能】辅助降血压。
【不适宜人群】少年、儿童。

赛诺平胶囊

【主要成分】三七提取物。
【功能】辅助降血压。

【不适宜人群】少年、儿童。

（2）临界血脂异常症的亚健康调治：血脂异常是指血浆中脂质代谢与转运异常。总胆固醇（total cholesterol，TC）、三酰甘油（triacylglycerol，TAG）、低密度脂蛋白胆固醇（low density lipoprotein cholesterol，LDL-C）、高密度脂蛋白胆固醇（high density lipoprotein cholesterol，HDL-C）是临床上血脂检测的基本项目，血脂异常症主要包括高胆固醇血症和（或）高甘油三酯血症，以及低高密度脂蛋白血症。随着社会经济的发展，人们生活水平的提高，高脂血症的发病率呈现逐年上升的趋势。国内长期观察性研究结果显示，血脂异常的主要危害是增加动脉粥样硬化性心血管疾病（arteriosclerotic cardiovascular disease，ASCVD）的发病风险，2016年的《中国成人血脂异常防治指南》推荐了中国ASCVD一级预防人群血脂合适水平和异常分层标准（表3-1），由此表可知，对于部分血脂处于正常边缘水平的人，其身体状态多无异常的表现，其血脂异常往往是通过体检发现的。虽然临界血脂异常症者暂时无须药物治疗，但是由于临界血脂异常易促使ASCVD的发生，因此应早期对临界血脂异常症的亚健康进行相关调治，积极预防高脂血症是降低心脑血管疾病发生率的重要环节。

表3-1　中国ASCVD一级预防人群血脂合适水平
和异常分层标准　　[单位：mmol/L（mg/dl）]

分层	TC	LDL-C	HDL-C	非-HDL-C	TAG
理想水平		<2.6（100）		<3.4（130）	
合适水平	<5.2（200）	<3.4（130）		<4.1（160）	<1.7（150）
边缘升高	≥5.2（200）且 <6.2（240）	≥3.4（130）且 <4.1（160）		≥4.1（160）且 <4.9（190）	≥1.7（150）且 <2.3（200）
升高	≥6.2（240）	≥4.1（160）		≥4.9（190）	≥2.3（200）
降低			<1.0（40）		

1）精神情志调治：长期的精神紧张、情绪激动、失眠、过度劳累、

焦虑抑郁等，一方面可导致脂质代谢紊乱；另一方面，部分情绪不佳者借暴饮暴食来宣泄不良情绪，这种生活方式最易导致高脂血症的发生。从中医学的角度来看，恼怒太过则伤肝，思虑太过则伤脾，肝郁乘脾，则脾失健运，湿浊内生，导致血脂的升高。因此调摄精神，保持心情舒畅，也是防治高脂血症的一个重要方面。

2）生活起居调治：临界血脂异常症的亚健康人群应调整生活规律，建立并实施健康有规律的生活方式，做到起居作息有常，饮食定时定量，睡眠充足不熬夜；改正不良生活习惯，戒烟戒酒等；少坐车多步行，坚持合理运动。

3）饮食调治：饮食方面，此类人群应遵循"四低一高"的原则，即低热量、低脂肪、低胆固醇、低糖，高纤维膳食。控制热量的摄入，每人每日的热量摄入应控制在 30～35 千卡/千克（1 卡 = 4.184 焦）体重内；严格控制动物脂肪和胆固醇的摄入量，每人每日不宜超过 300mg，蛋类每日不超过 1 个，不吃或少吃动物内脏；饮食宜清淡，烹饪不用油煎、炸、烤、熏等方法，有些具有降脂作用的食物可适量多吃，如薏苡仁、苦瓜、山药、洋葱、芹菜、马兰头、山楂、猕猴桃等。

➢药膳方面，一些天然的药食同源之品具有较好的降血脂作用，如薏苡仁、山楂、银杏、桑寄生、黄精、荷叶、茯苓、枸杞子等。

薏苡山药粥

【原料】薏苡仁、山药各 30 克，粳米 50～100 克，入砂锅熬粥。

【功效】健脾益肾，利水祛湿降脂。本品适用于临界血脂异常伴有食少、腹胀、泄泻等脾虚湿盛者。

茵陈荷叶粥

【原料】茵陈 15 克，新鲜荷叶 1 张，粳米 50～100 克，入砂锅熬粥，可加入砂糖调味。

【功效】降脂祛暑，减肥利湿。本品适用于临界血脂异常伴有小便不利，大便灼热黏腻等湿热者。

何首乌粥

【原料】何首乌 30 克，红枣 5 枚，冰糖、粳米适量，入砂锅熬粥。

【功效】健脾益肾。本品适用于临界血脂异常伴有腰酸、失眠等心肾阴虚者。

➤药茶方面，临界血脂异常症者可选用一些具有较好的降血脂作用的中药，如苦丁茶、绞股蓝、丹参、山楂、何首乌、枸杞子、桑寄生、大黄、决明子、黄精、葛根、荷叶、茯苓、三七、红景天等。

山楂荷叶决明子茶

【原料】鲜山楂 30 克，鲜荷叶 15 克，决明子 10 克，水煎代茶饮。

【功效】降脂祛瘀。本品适用人群同"薏苡山药粥"。

山楂麦芽茶

【原料】生山楂 10 克，炒麦芽 10 克，水煎代茶饮。

【功效】降脂消食。本品适用人群同"薏苡山药粥"。

红花绿茶

【原料】红花、绿茶各 5 克，沸水冲服代茶饮。

【功效】活血化瘀，降低血脂。本品适用人群同"薏苡山药粥"。

绞股蓝银杏茶

【原料】绞股蓝 20 克，银杏叶 30 克，水煎代茶饮。

【功效】降低血脂，软化血管，延年益寿。本品适用人群同"薏苡山药粥"。

4）经络腧穴调治：临界血脂异常症者体穴可取内关、神门、郄门、间使、通里、合谷、曲池、足三里、阳陵泉、丰隆、三阴交、心俞、肺俞、脾俞、中脘等，可针刺或穴位按压；耳穴可取口、脾、肺、内分泌、饥点、直肠下段等穴，用毫针针刺或王不留行子或白芥子贴压。

5）运动功法调治：现代人多"以车代步"，普遍运动不足，是造成肥胖、高血脂的重要原因。一天当中最佳的运动时间是早晨 5 点，上午 10 点，下午 4～5 点，晚饭前 0.5～1.0 小时，临界血脂异常症的亚健康人群应选择适宜的运动项目，尤其是中低强度的、长时间的、大肌群参与的运动，如散步、快走、慢跑、登山、游泳、体操、球类等，每日坚持 1 小时，运动强度以不感到疲劳气短为度，运动量由小到大，循序渐进，持之以恒。另外，这类人群也可借助太极拳、八段锦等功法调治。

6）中药干预

荷丹片

【主要成分】荷叶、丹参、山楂、番泻叶、补骨脂（盐炒）。

【功能】化痰降脂，活血化瘀。

【不适宜人群】孕妇忌用，脾胃虚寒、便溏者忌服。

（3）糖尿病前期的亚健康调治：糖尿病是对人类健康有严重威胁且对社会发展有重大影响的疾病。目前随着社会经济的发展与人们生活水平的提高，糖尿病的患病率日益升高。糖尿病并发症发生率极高，如糖尿病肾病、糖尿病周围神经病变、糖尿病视网膜病变、糖尿病足等，它们是患者致残、致死的主要原因，因此预防糖尿病的发生尤为重要。目前糖尿病的诊断主要以空腹血糖和餐后 2 小时血糖这两项指标为依据，具体的诊断范围见表 3-2。无论是空腹血糖受损还是糖耐量减低这两项单独出现或合并出现，均称为糖尿病前期。2010 年中华医学会糖尿病学分会（Chinese Diabetes Society，CDS）组织完成的我国近十万成年人流行病学调查发现，估算糖尿病前期患病率为 50.1%，即我国一半人口都是"糖尿病后备军"。由于糖尿病前期一般无特殊临床表现，故其受重视程度较低，及时发现糖尿病高危人群和糖尿病前期人群并进行有效管理是预防糖尿病发生的关键。如果此时血糖不控制好，一不留神就会从"糖尿病后备军"溜进"糖尿病大军"队伍。因此对处于糖尿病前期的亚健康人群，积极进行预防调治可以降低其发展为糖尿病的概率。

表 3-2　糖尿病诊断依据与范围　　　（单位：mmol/L）

分类	空腹血糖	餐后 2 小时血糖
正常值	<5.6	<7.8
空腹血糖减低	≥5.6 且<7.0	<7.8
糖耐量减低	<5.6	≥7.8 且<11.1
糖尿病	≥7.0	≥11.1

1）精神情志调治：在糖尿病的发生发展过程中，精神因素起着重要的作用，各种心理不平衡会进一步加重胰岛素抵抗，促使糖尿病的发生与加重。此外，中医学将糖尿病归为"消渴"范畴，认为情志失调、长期郁怒等因素能导致患者气机郁结、久郁化火、伤津耗液，最终导致糖尿病的发生。因此为预防糖尿病前期的亚健康转归为糖尿病，此类人群首先应保持情绪稳定，乐观豁达，不患得患失，适当控制情绪，减少焦虑及激动。

2）生活起居调治：糖尿病前期者应做到起居有节，饮食定时定量，睡眠充足，避免过度劳累；戒除不良生活嗜好，戒烟酒、浓茶及咖啡；尤其注意节制房事，因为中医学认为"消渴"的发病与房劳过度有很大的关系，如《备急千金要方》云："内消之为病……盛壮之时，不自慎惜，快情纵欲……肾气虚竭……皆由房事不节所致也。"因此有糖尿病家族史的糖尿病前期人群尤应注意节欲防病。

3）饮食调治：饮食方面，控制饮食、合理安排饮食结构是阻止糖尿病前期人群发展为糖尿病患者的重要手段，糖尿病前期者平日饮食应遵循以下原则，一是应控制碳水化合物、脂肪、胆固醇的摄入，宜进食低糖、低脂肪、高膳食纤维的食物，饮食宜粗不宜细，以适量的米、麦、杂粮，配以蔬菜、豆类、瘦肉、鸡蛋等。二是饮食要定时定量，少食多餐，分次进食，严格计算每日所需要的总热量，按总热量定时定量分配饮食，不可任意增加饮食。三是限酒戒烟，忌食糖类。

➤药膳方面，有些食物具有降血糖的功效，合理烹饪后可起到"药食同源"的作用，对血糖的调治具有一定的效果，如苦瓜、洋葱、黑木耳、麦麸、猪胰、南瓜、紫菜、魔芋、大蒜、胡萝卜、山药、玉米须等，或有些中药材和食物巧妙地烹饪加工后，也可起到药膳防治的作用。

花粉粥

【原料】天花粉 60 克（研成细末），粳米 30 克。

【制法】上述原料同入砂锅熬粥。

【功效】健脾生津止渴。本品适用于糖尿病前期伴肺胃津伤者。

山药粥

【原料】生山药 60 克，粳米 30 克，酥油、白蜜适量。

【制法】先用粳米入砂锅熬粥，生山药去皮捣为糊后用酥油和白蜜炒，放入粥内拌匀。

【功效】健脾益肾，生津止渴。本品适用于糖尿病前期伴脾肾两虚者。

葛根粉粥

【原料】葛根 30 克（研成细末），粳米 50 克。

【制法】上述原料同入砂锅熬粥。

【功效】清热生津止渴。本品适用于糖尿病前期伴胃火盛、津伤者。

五米饭

【原料】薏苡仁、芡实、白莲子、赤小豆、玉米渣各 25 克。

【制法】先将白莲子、赤小豆、玉米渣以水浸泡 2 小时，再加入少量水，入高压锅煮软，然后加入薏苡仁、芡实慢火焖为饭。

【功效】益气健脾。本品可作消渴患者主食。

枸杞炒苦瓜

【原料】枸杞子 30 克，苦瓜 350 克，油、葱、盐各适量。

【制法】枸杞子洗净泡软，苦瓜去籽切片，加入油、葱、盐爆炒。

【功效】养阴清热。本品适用于下消肝肾阴虚者。

苦瓜蚌肉汤

【原料】苦瓜 250 克，蚌肉 100 克。

【制法】活蚌用清水养 2 天除泥味后取肉，同苦瓜煮汤，以盐、油调味。喝汤吃苦瓜和蚌肉。

【功效】养阴清热，润燥止渴。本品适用于糖尿病前期伴阴虚津伤者。

绿茶清蒸鲫鱼

【原料】鲫鱼 500 克，绿茶适量。

【制法】鲫鱼洗净，腹内装满绿茶放盘中，上蒸锅清蒸，熟透即可。

【功效】补虚，除烦消渴。本品适用于各种糖尿病前期人群。

➤药茶方面，糖尿病前期者可选用一些具有较好降血糖作用的中药，如人参、黄芪、枸杞子、生地黄、山药、天花粉、地骨皮、葛根、黄精、玉米须、五味子、知母、玉竹、茯苓、薏苡仁、牡丹皮、何首乌等。

黄芪山药茶

【原料】黄芪、山药等份。

【制法】上述原料沸水冲服代茶饮。

【功效】健脾补肾。本品适用于糖尿病前期伴脾肾两虚者。

玉米须茶

【原料】玉米须 30 克。

【制法】玉米须水煎代茶饮。

【功效】清热降糖。本品适用于所有糖尿病前期人群。

二参茶

【原料】西洋参 5 克，沙参 15 克。

【制法】上两味药研末，沸水冲泡盖焖 15～30 分钟后代茶饮。

【功效】滋阴生津，益肺肾。本品适用于糖尿病前期伴肺肾阴虚津伤者。

山楂枸杞茶

【原料】山楂、枸杞子各 15 克。

【制法】山楂切细片后与枸杞子一同沸水冲泡代茶饮。

【功效】补益肝肾，活血化瘀。本品适用于糖尿病前期伴肾虚瘀血者。

益阴茶

【原料】麦冬、五味子、枸杞子各 15 克。

【制法】上述原料沸水冲泡代茶饮。

【功效】滋阴补肾，养心清肺。本品适用于糖尿病前期伴心肺肾阴虚者。

人参固本茶

【原料】人参 6 克，天冬、麦冬、生地黄、熟地黄各 12 克。

【制法】将上述药研末沸水冲泡代茶饮。

【功效】益气养阴，扶正固本。本品适用于糖尿病前期伴气阴两虚者。

4）经络腧穴调治：上消可取胰俞、肺俞、太渊、心俞、少府、少商、鱼际、膈俞等；中消可取胰俞、脾俞、胃俞、三阴交、内庭、足三里、中脘、内关；下消可取胰俞、肾俞、太溪、太冲、复溜、水泉、命门、气海。上述腧穴可针刺或穴位按压。

耳穴可取神门、皮质下、内分泌、交感、胰、肝、脾等穴，用毫针针刺或王不留行子或白芥子贴压。

5）运动功法调治：运动可增强机体对胰岛素的敏感性，促使全身组织比静息时更多地利用血糖，从整体上降低血糖。对于糖尿病前期的亚健康人群，运动疗法应遵循以下原则：因人而异，量力而为，循序渐进，持之以恒。该类人群应多选做"有氧运动"，每周 3～5 次，运动时间应选择在餐后 1～2 小时，因此时血糖为高峰期，运动有助于降低餐后血糖，同时避免空腹运动而出现的低血糖休克。运动锻炼的方式可根据糖尿病前期者自己的兴趣爱好选择，如散步、练太极拳或八段锦、慢跑、跳绳、爬楼梯、爬山、骑自行车、游泳、跳韵律操等。

6) 中药干预

 六味地黄丸

【主要成分】茯苓、泽泻、牡丹皮、熟地黄、山茱萸、山药。
【功能】滋阴补肾。
【不适宜人群】脾胃虚寒、便溏者忌服。

知柏地黄丸

【主要成分】茯苓、泽泻、牡丹皮、熟地黄、山茱萸、山药、知母、黄柏。
【功能】滋阴清热。
【不适宜人群】脾胃虚寒、便溏者忌服。

杞菊地黄丸

【主要成分】茯苓、泽泻、牡丹皮、熟地黄、山茱萸、山药、枸杞子、菊花。
【功能】滋阴养肝。
【不适宜人群】脾胃虚寒、便溏者忌服。

（4）临界高血黏度的亚健康调治：血黏度检测指标包括全血黏度、血浆黏度、血细胞比容、血沉等，这一指标可以了解血液流动性及其在生理病理条件下的变化规律，以评估微循环障碍的程度，对实施心脑血管疾病三级预防、诊断和防治血液黏度异常疾病具有指导意义。血黏度偏高人群多数没有自觉症状，大多在体检时发现，部分人群可能表现为头晕、记忆力减退、有时心慌、胸闷、胸痛、蹲下做事气喘、阵发性视物模糊、疲倦、乏力、胃纳欠佳等，因此积极对临界血黏度偏高的亚健康人群进行调治，对多种心脑血管疾病的发生发展起着预防的作用。

1）精神情志调治：有研究表明，高血黏度者多见于情绪抑郁、焦虑人群，从中医学角度来讲，怒则伤肝，思则伤脾，肝郁脾虚，则气郁湿痰内生，则引起血黏度的升高。因此临界高血黏度人群要注意调摄情绪，避免处于过度紧张、抑郁、焦虑的状态，保持心态平和。

2）生活起居调治：高血黏度者应保证规律作息，饮食定时定量，保证充足饮水，改变吸烟、饮酒等不良生活习惯，坚持锻炼身体。

3）饮食调治：饮食方面，这类人群需要注意以下两点。一是科学饮水，饮水时间一般于早晨起床后，三餐前 1 个小时和入睡前，各饮水200毫升，以 20～25℃ 白开水或淡茶水为佳，因为这种水无论张力还是密度均接近血液与组织液。二是以清淡素食为主，注意粗细粮搭配。

➤药膳方面，有些食物具有降血黏度的功效，合理烹饪后可起到"药食同源"的作用，对血黏度的调治具有一定的效果。例如，抑制血小板凝集及血栓形成的食物有香菇、洋葱、草莓、菠萝、柿子椒、黑木耳等；具有类抗凝作用的食物有橘子、生姜、番茄、红葡萄等；具有降低血脂及血黏度的食物有玉米、香芹、山楂、紫草、海带、胡萝卜等，或有些中药材和食物巧妙地烹饪加工后，也可作为药膳起到防治的作用（具体药膳参见"临界血脂异常症亚健康调治"部分）。

➤药茶方面，临界高血黏度者可选用一些具有降低血黏度作用的中药，如山楂、丹参、三七粉、当归、川芎等（具体药茶参见"临界血脂异常症亚健康调治"部分）。

4）经络腧穴调治：临界高血黏度者体穴可取血海、膈俞，针刺或穴位按压；耳穴可取口、脾、肺、内分泌、饥点、直肠下段等穴，用毫针针刺或王不留行子或白芥子贴压。

5）运动功法调治：由于久坐或久卧，运动不足者及体重超标肥胖者容易出现高血黏度，故此类人群同临界血脂异常症人群一样应选择适宜的运动项目，尤其是中低强度的、长时间的、大肌群参与的运动，如散步、快走、慢跑、登山、游泳、体操、球类等，每日坚持 1 小时，运动强度以不感到疲劳气短为度，运动量由小到大，循序渐进，持之以恒。另外临界高血黏度者也可借助太极拳、八段锦等功法调治。

6）中药干预

复方丹参片

【主要成分】丹参、三七、冰片。

【功能】活血化瘀，理气止痛。

【适宜人群】气滞血瘀所致的胸痹者，症见胸闷、心前区刺痛。

山海丹

【主要成分】三七、人参、黄芪、红花、山羊血、决明子、葛根、佛手、海藻、何首乌、丹参、川芎、麦冬、灵芝、香附、蒲黄。辅料为淀粉。

【功能】活血通络。

【适宜人群】心脉瘀阻所致的胸痹者，症见胸闷、心前区刺痛。

血府逐瘀丸

【主要成分】桃仁（炒）、红花、赤芍、川芎、枳壳（麸炒）、柴胡、桔梗、当归、地黄、牛膝、甘草。

【功能】活血祛瘀，行气止痛。

【适宜人群】瘀血停滞胸中而见胸痛、头痛，痛如针刺而有定处，或呃逆干呕、烦急、心悸失眠、午后潮热，或唇舌紫暗、舌有瘀点、脉弦涩等症者。

大黄䗪虫丸

【主要成分】熟大黄、土鳖虫（炒）、水蛭（制）、虻虫（去翅足，炒）、蛴螬（炒）、干漆（煅）、桃仁、苦杏仁（炒）、黄芩、地黄、白芍、甘草。

【功能】活血破瘀，通经消痞。

【适宜人群】瘀血内停、腹部肿块、肌肤甲错、目眶暗黑、潮热赢瘦、经闭不行等症者。

（5）高体重的亚健康调治：随着人们物质生活水平的提高，肥胖、高体重人群日益增加，且有随着年龄增长而增加的趋势。高体重常指体重超过标准体重 10%～20%或体重指数位于 23～24.99kg/m² 。高体重人群可无症状，也可有多食、腹胀、口干、便秘、神疲乏力等症状。由于高体重人群常是心脑血管疾病、糖尿病、脂肪肝的易患人群，故积极做好高体重亚健康人群的亚健康调治是十分必要的。

1）生活起居调治：高体重亚健康人群应早睡早起，勿贪睡，保持一个相对稳定的生物钟；保持大便通畅，养成规律的大便习惯；戒掉懒惰的毛病，勤动手，勤走路，每日上下班尽量徒步慢行，上下楼尽量少用电梯。

2）饮食调治：饮食上，进行长期有效的饮食管理是根本的调治措施。其主要原则与方法应注意以下几点：一是限制摄入的总热量，尤其是应减少高糖、高脂肪、高胆固醇等食物的摄入。二是规律饮食，每餐吃少（八分饱），不要吃得太快，充分咀嚼，少吃零食与宵夜。三是多食粗纤维食物，如芹菜、韭菜、萝卜、竹笋、黄瓜、木耳等。四是限制食盐摄入，能减少肥胖，每人每日食盐摄入量在 6 克以下。

➢药膳方面，有些食物具有减肥的功效，合理烹饪后可起到"药食同源"的作用，如冬瓜、茯苓、山药、薏苡仁、赤小豆、山楂、木瓜等，或有些中药材和食物巧妙地烹饪加工后，可起到防治的作用。

茯苓粥

【原料】茯苓粉 15 克，粳米 100 克。

【制法】将上述原料入砂锅熬粥。

【功效】健脾利湿减肥。本品适用于高体重伴脾虚湿阻者。

山药白萝卜粥

【原料】山药 20 克，白萝卜 50 克，粳米 100 克。

【制法】将上述原料入砂锅熬粥。

【功效】健脾消积减肥。本品适用于高体重伴脾肾气虚、气滞者。

赤小豆冬瓜鲤鱼汤

【原料】赤小豆 50 克，冬瓜 100 克，鲤鱼 500 克，葱、姜、盐、鸡精、料酒、胡椒粉适量。

【制法】将上述原料入砂锅煲汤。

【功效】健脾利尿减肥。本品适用于高体重伴水湿停滞者。

薏苡仁冬瓜汤

【原料】薏苡仁 20 克，冬瓜 300 克，葱、姜、盐、鸡精适量。

【制法】将上述原料入砂锅煲汤。

【功效】利水消肿减肥。本品适用于高体重伴水湿内停者。

紫菜海带汤

【原料】紫菜 3～5 克，海带 15 克，冬瓜皮 20 克，盐适量。

【制法】将上述原料入砂锅煲汤。

【功效】利水渗湿，去脂减肥。本品适用于高体重伴水湿内停者。

➢药茶方面，高体重人群可选用一些具有健脾利水祛湿及活血化瘀的中药，如茯苓、山药、薏苡仁、荷叶、生山楂、番泻叶等。

荷叶减肥茶

【原料】荷叶 60 克，生山楂 10 克，生薏苡仁 10 克，陈皮 5 克。

【制法】将上述原料开水冲泡 10～15 分钟后服用。

【功效】理气行水，降脂减肥。本品适用于高体重伴痰瘀互阻者。

枣叶茶

【原料】大枣、番泻叶各 100 克研末装瓶。

【制法】每次取原料 5 克，沸水冲服。

【功效】健脾利下，消脂减肥。本品适用于高体重伴腹胀便秘者。

3）经络腧穴调治：腹部穴位按摩法，患者仰卧，用手掌在整个腹部按揉 5 分钟，再自上向下推点任脉穴位，由鸠尾开始，沿任脉下推至神阙，并在上脘、中脘上重点操作，往返 3 次，每次约 3 分钟，再轻轻拍打 2～3 分钟，再依次按揉四肢穴位共 15 分钟，每日 1～2 次，长期坚持可收到一定效果。

耳穴压豆法，常选穴位有内分泌、神门、饥点、肺、脾、胃、大肠、三焦、口等，每次选取 3～5 个穴位，不必过多。

4）运动功法调治：高体重的亚健康多见于过度安逸的人群，正如古代中医学家早就有"久坐伤肉""久卧伤气"的论述，伤肉、伤气可进一步导致脾胃对水谷精微的气化功能失调，内生痰湿，膏脂痰浊聚而发为高体重。因此体育锻炼是高体重人群的重要调治手段之一。运动的项目与强度可因人而异，根据个人的体质、健康状况、有无心血管疾病或其他慢性病、工作特点（如体力或脑力劳动）、生活环境、生活条件及个人爱好而定。运动的原则以小、中量运动为宜，运动量应该从小到大，循序渐进，并要持之以恒。由于人体运动 20 分钟之后才会逐渐消耗体内的脂肪，所以高体重者每次运动最少要持续半小时，逐步增加到 1 小时左右，运动的最佳时间是晚上，因为人体脂肪大多是在夜间形成的，晚上运动可以消耗掉体内的"剩余物资"。强度稍大的运动项目有游泳、慢跑和各种球类运动；强度小的运动项目有保健操、健身转腰运动、步行、保健按摩、太极拳、太极剑、八段锦等。

5）中药干预

小承气汤

【主要成分】大黄、枳实、厚朴。

【功能】清胃泻火通便。

【适宜人群】胃热滞脾所致的高体重伴胃脘胀满、大便干、口苦、口干者。

参苓白术颗粒

【主要成分】党参、白扁豆、茯苓、白术、桔梗、砂仁、莲肉、陈皮、山药、薏苡仁、炙甘草。

【功能】健脾益气，渗水利湿。

【适宜人群】脾虚湿阻所致的高体重伴神疲乏力、肢体困重、便溏者。

 导痰汤

【主要成分】半夏、南星、枳实、橘红、茯苓、甘草。

【功能】祛痰化浊，理气消胀。

【适宜人群】脾虚湿阻所致的高体重伴头身困重、脘腹胀满、舌苔白腻者。

逍遥丸

【主要成分】柴胡、当归、白芍、白术、茯苓、甘草、薄荷。

【功能】疏肝理气，健脾消肿。

【适宜人群】脾虚湿阻所致的高体重伴烦躁易怒、胸胁胀痛、腹胀纳呆或女性月经不调者。

（6）临界肝功能异常的亚健康调治：肝功能检查是通过各种生化实验方法检测与肝脏功能代谢有关的各项指标，以反映肝功能的基本状况的检查，常用的指标包括谷丙转氨酶、谷草转氨酶、白蛋白、球蛋白、白球比值、胆红素、胆汁酸等，上述指标的参考值见表 3-3。当上述指标的任意一项指标快要接近正常参考值时，即称为临界肝功能异常。其中谷丙转氨酶、谷草转氨酶是反映肝实质损害的指标；总胆红素、直接胆红素、间接胆红素、谷氨酰转肽酶及碱性磷酸酶，反映胆红素代谢及胆汁淤积的情况；总蛋白、白蛋白、球蛋白、白球比值是反映肝脏合成功能的指标。现有研究表明，肝功能异常与肝郁、湿热、血瘀密不可分。若临界肝功能异常者伴有胸胁胀满或走窜痛，情绪抑郁易怒，善太息等症时，则由肝气郁结、气机不畅所致；若临界肝功能异常者伴有平素面垢油光，易生痤疮粉刺，舌质偏红，苔黄腻，容易口干口苦，身重困倦等症状，则由湿热内阻、气机不畅所致；若临界肝功能异常者伴有平素面色晦暗，皮肤偏暗或色素沉着，容易出现瘀斑，易患疼痛，口唇暗淡或紫，舌暗有瘀点或片状瘀斑，舌下静脉曲张等症状，则由血瘀阻滞所致。

表 3-3　肝功能检测内容及正常参考值

肝功能检测内容	正常参考值
谷丙转氨酶	0~40U/L
谷草转氨酶	0~40U/L
碱性磷酸酶	30~90U/L
谷氨酰转肽酶	小于40U/L
总蛋白	60~80g/L
白蛋白	40~55g/L
球蛋白	20~30g/L
白球比值	1.5~2.5
总胆红素	1.71~17.10μmol/L
间接胆红素	1.70~13.70μmol/L
直接胆红素	1.71~7.00μmol/L

1）精神情志调治：临界肝功能异常的亚健康人群多伴有情绪障碍，可有意识地培养自己开朗、豁达的性格，多参加有益的社会生活，保持社交活动，增加沟通交流的机会，保持情绪放松，及时调节不良情绪。精神愉快则气血和畅，血液流通，有利于血瘀湿热情况的改善；反之，若陷入苦闷、忧郁情绪中则会加重血瘀湿热倾向。保持心情的舒畅对于临界肝功能异常者的身体健康十分重要，可多听一些旋律柔缓的音乐来调节情绪。

2）生活起居调治：对于临界肝功能异常的亚健康人群，由于其常伴有肝郁气滞、湿热瘀血阻滞的情况，故平时应该保证规律作息，减少熬夜；同时，多培养自己的兴趣爱好，可以参与相关的兴趣小组，积极与朋友分享沟通，保持心情舒畅；此外，血得温则行，得寒则凝。因此，此类人群以血瘀为主者要避免寒冷刺激，天气寒凉时注意保暖，居室也尽量保持温暖，外出活动锻炼以早晨9点后或下午为宜。临界肝功能异常人群在日常生活中也应注意动静结合，不可贪图安逸而加重气血瘀滞。另外，针对以湿热为主者，其居住环境宜干燥通风，长夏应避免湿热侵袭。居室应常开窗通风，保持干燥、空气清新，空调房不宜久待。

3）饮食调治：饮食方面，临界肝功能异常人群可以选择食入一些具有理气解郁、活血化瘀、清热利湿功能的食物，如小麦、荞麦、豆豉、刀豆、萝卜、佛手、香橼、茴香、黄花菜、海带、海藻、紫苏、薄荷、柚子、玫瑰花、山楂、桃子、莲藕、冬瓜、黄瓜、丝瓜、薏苡仁、茯苓、玉米、绿豆、红小豆、白扁豆等。另外，在饮食上应忌食肥甘厚味及辛辣食物，如狗肉、鹿肉、羊肉、牛肉、胡椒、生姜、花椒等。忌食大热大补的药物及食物，如银耳、燕窝、阿胶、蜂蜜、熟地黄、黄芪、紫河车、黄精等。避免进食烤、炸、煎等方式烹饪的食物。

➤药膳方面，有些食物具有疏肝理气、活血化瘀、清热利湿的功效，合理烹饪后可起到"药食同源"的作用，或有些中药材和食物巧妙地烹饪加工后，也可起到药膳防治的作用（药膳可参照"亚健康证候分类与调治"中的气郁证、血瘀证及湿热证中的相关药膳部分）。

4）经络腧穴调治：临界肝功能异常的亚健康人群可选择疏肝解郁、活血化瘀、清热利湿的穴位施以泻法，具体可选用太冲、行间、肝俞、膈俞、合谷、血海、膻中、阴陵泉、阳陵泉等。

5）运动功法调治：由于临界肝功能异常的亚健康人群多长期肝郁气滞、气机不畅、瘀血阻滞、湿热内停，故其应多参加运动，户外活动优先，以鼓动血气、疏发肝气，出汗后可促进食欲、改善情志、活血化瘀，如中慢速跑步、游泳、太极拳、太极剑、易筋经、五禽戏、徒手健身操、保健按摩术、舞蹈、步行健身等都是适宜的运动项目，可使其全身气血畅通，津液代谢恢复平衡。

6）中药干预

柴胡疏肝散

【主要成分】柴胡、白芍、陈皮、香附、川芎、枳壳、甘草。

【功能】疏肝理气，活血止痛。

【适宜人群】临界肝功能异常的亚健康人群伴肝郁气滞所致的胸胁疼痛、胸闷、善太息、情志抑郁易怒或嗳气、脘腹胀满等症。

桃红四物汤

【主要成分】当归、川芎、生地黄、白芍、桃仁、红花。

【功能】活血化瘀止痛。

【适宜人群】临界肝功能异常的亚健康人群伴平素面色晦暗，皮肤偏暗或色素沉着，容易出现瘀斑，易患疼痛，口唇暗淡或紫，舌质暗有瘀点或片状瘀斑，舌下静脉曲张等症状。

清热利湿方

【主要成分】蒲公英、生大黄、茵陈。

【功能】清热利湿。

【适宜人群】临界肝功能异常的亚健康人群伴有平素面垢油光、易生痤疮粉刺、舌质偏红、苔黄腻、容易口干口苦、身重困倦等症状。

（7）无症状性蛋白尿的亚健康调治：无症状性蛋白尿属于隐匿性肾小球肾炎范畴，患者通常无水肿、高血压及肾功能损害等表现，仅小便检查提示尿蛋白，每日小于 2 克。蛋白尿中的蛋白是人体的精微物质，在中医学中属于"精气""精微""阴精"等范畴。无症状性蛋白尿患者通常临床症状较少，需仔细询问与观察。若无症状性蛋白尿人群平素自汗、汗出较多、怕风、易感冒，每因气候变化而诱发无症状性蛋白尿，发前喷嚏频作、多流清涕、小便泡沫较多、舌质淡、舌苔薄白，则属于肺气虚损，肺卫不固。若无症状性蛋白尿人群平素精神不振、四肢乏力、腰膝酸软、劳累后加重，饮食欠佳、舌质淡、苔薄白，则属于脾肾气虚，清气下泄。若无症状蛋白尿人群平素急躁易怒、腰膝酸软、两目干涩、视物昏花、口干咽燥、手足心热、小便泡沫多、舌质红、苔少、脉细，女性见经量少、经期推后，则属于肝肾阴虚，阴精下注。

1）精神情志调治：无症状性蛋白尿人群多以肺脾肾气虚或肝肾阴虚为主，由于思则伤脾，故应清净养藏，去除杂念，不躁动，少思虑。此类人群应多参加有益的社会活动，多与别人交谈沟通，培养豁达乐观的生活态度。

2）生活起居调治：无症状性蛋白尿人群多以肺脾肾气虚或肝肾阴虚为主，气虚则卫阳不足易于感受外邪，因此应注意保暖，防止劳汗当风、外邪侵袭。此外劳则气耗，因此当注意不可过于劳作，以免更伤正气；热则耗气，夏当避暑；冬当避寒，以防感冒。阴虚则阴不制阳而阳气易亢，因此这类人群应保证充足的睡眠时间，以藏养阴气；尽量避免工作紧张、熬夜、剧烈运动、高温酷暑的工作环境；特别是冬季，更要注意保护阴精，节制房事，惜阴保精。

3）饮食调治：饮食方面，无症状性蛋白尿人群应注意定时定量进餐，营养全面均衡，多食具有补气养阴作用的食物，如芝麻、糯米、粳米、荞麦、栗子、白扁豆、山药、南瓜、猴头菇、大枣、野猪肉、乳鸽、鹌鹑、饴糖、乌贼、龟、鳖、海参、鲍鱼、螃蟹、牛奶、牡蛎、蛤蜊、海蜇、鸭肉、猪皮、豆腐、甘蔗、桃子、银耳等，忌吃破气耗气、辛辣之物，如山楂、槟榔、萝卜缨、香菜、大头菜、胡椒、紫苏叶、薄荷、荷叶、羊肉、狗肉、葱、姜、蒜、韭菜、薤白、辣椒等。

➢药膳方面，有些食物具有益气滋阴的功效，合理烹饪后可起到"药食同源"的作用，如人参、太子参、西洋参、党参、黄芪、白术、黄精、紫河车、山药、芝麻、桑椹、枸杞子、黑豆、梨、荸荠、莲藕、蜂蜜、牛乳、枇杷、冰糖、银耳等，或有些中药材和食物巧妙地烹饪加工后，也可起到药膳防治的作用。

➢药茶方面，可选用一些具有健脾益气、补肾养阴的中药，如人参、党参、黄芪、白术、山药、大枣、黑芝麻、黑桑椹、枸杞子、熟地黄、生地黄、芡实等（具体可参见"亚健康证候分类与调治"中的气虚证、阴虚证中的药膳药茶部分）。

4）经络腧穴调治：由于人体之气的生成与肺、脾、肾三脏有着密切的关系，所以经络腧穴保健应以补益肺、脾、肾之气为原则，无症状性蛋白尿者可经常做头部、面部、脚部保健按摩，并坚持按摩和艾灸足三里、百会、关元、气海、肺俞、脾俞、膻中、太渊、太白、气穴等穴位。此外，无症状性蛋白尿的亚健康人群以肝肾阴虚为主时，可以通过刺激一些具有养阴生津作用的穴位，如三阴交、太溪、照海、太冲、太溪、肺俞、肾俞、涌泉等，如对这些穴位进行刮痧或穴位按压等，以达到滋阴降火的目的。

5）运动功法调治：由于无症状性蛋白尿的亚健康人群往往表现为肺脾肾气虚或肝肾阴虚，因此其运动功法调治可参照气虚证及阴虚证的运动功法调治。

6）中药干预

玉屏风散

【主要成分】防风、黄芪、白术。

【功能】益气固表止汗。

【适宜人群】以脾肺气虚为主的无症状性蛋白尿伴易自汗、易感冒者。

补中益气汤

【主要成分】党参、黄芪、白术、炙甘草、升麻、柴胡、陈皮、当归。

【功能】补中益气，升阳举陷。

【适宜人群】以脾肺气虚为主的无症状性蛋白尿伴食少便溏、食后困倦多寐、气短懒言或易患胃、肾、子宫等脏器下垂者。

左归丸

【主要成分】山药、熟地黄、山茱萸、枸杞子、牛膝、菟丝子、龟板胶、鹿角胶。

【功能】滋肝补肾，填精益髓。

【适宜人群】以肝肾阴虚为主的无症状性蛋白尿的亚健康人群而见腰膝酸软、两目昏花、齿摇发脱、遗精早泄、自汗盗汗、口燥舌干等症。

2. 亚健康症状分类与调治

（1）疲劳：在亚健康的临床表现中，疲劳是最常见的症状之一。在生活中，有些疲劳，如劳动或运动后所感到的不适，在适当休息后就会恢复正常，这种疲劳属于生理性疲劳，但是如果疲劳在适当休息后仍然不能缓解，就需要引起注意了。疲劳可分为三种：一是身体性疲劳，即经常疲劳且休息后也得不到缓解。疲劳的表现多种多样，如身体乏力懒言，经常打哈欠，总有睡不够的感觉，不愿意活动，肢体酸沉等。二是脑性疲劳，多见于知识分子和管理阶层，多有用脑过度史，常表现为头晕乏力、注意力不集中或记忆力下降，写文章总出错，或提笔忘字，或情绪低落甚至性格改变。三是心理性疲劳，指平时总觉得特别"累心"，主要是精神疲劳，常伴有烦躁不安、易怒、失眠、精力不集中、情绪不良甚至抑郁等，但多不伴有体能的低下，临床多被诊断为神经衰弱或自主神经功能紊乱。

1）生活起居调治：症状表现以疲劳为主的亚健康人群在生活起居方面应注意以下几点。一是适当的户外活动，如每日晨跑 20 分钟或慢走 30 分钟，多参加团体活动。二是保持情绪平稳，少动怒、激动。三是可泡温泉 30 分钟或按摩 15 分钟，以消除躯体肌肉酸痛疲劳。四是戒烟限酒，每日摄入酒精量少于 25 克。五是养成良好的睡眠习惯，保证充足的睡眠时间。六是心理性疲劳的人可选择一些娱乐保健的方式来放松，如听音乐、对弈、垂钓、书法等。

2）饮食调治：疲劳者在饮食方面应注意定时定量，全面均衡，多吃碱性食物和富含维生素 C、B 族维生素的食物，如苹果、海带、新鲜蔬菜等，以中和体内酸性环境，达到消除疲劳的目的。

➤药膳方面，有些食物具有缓解疲劳的功效，合理烹饪后可起到"药食同源"的作用，如茯苓、山药、薏苡仁、莲子、龙眼肉、大枣、粳米等，或有些中药材和食物巧妙地烹饪加工后，也可起到药膳防治的作用。

人参粥

【原料】人参 5～10 克（切小块），粳米 50～100 克。

【制法】将以上原料放入砂锅熬粥。

【功效】补中益气健脾。本品适用于气虚不固引起的自汗出者。

大枣粟米茯神粥

【原料】大枣 5 枚，粟米 50 克，茯神 10 克。

【制法】将以上原料放入砂锅熬粥。

【功效】补中益气，养血安神。本品适用人群同"人参粥"。

太子参烧羊肉

【原料】熟羊肋条肉 350 克，太子参 50 克，水发香菇、玉兰片各 25 克，鸡蛋 1 个，调料适量。

【制法】太子参水煎取浓缩汁 5 毫升备用，羊肉切薄片，加鸡蛋、淀粉调匀。香菇、玉兰片切成薄片，与葱、姜丝下锅煸炒，加入清水400 毫升及酱油、盐、鸡精、料酒各适量，再将羊肉与太子参浓缩汁放入，烧至汁浓菜烂时，出锅装盘。

【功效】温中补虚，益气生津。本品适用人群同"人参粥"。

枸杞炖鹌鹑

【原料】鹌鹑 1 只，枸杞子、黄精各 30 克，调料适量。

【制法】鹌鹑宰杀洗净，将枸杞子、黄精装入鹌鹑腹内，加水适量，文火炖酥，加盐、味精适量调味即成。弃药，吃肉喝汤，每日 1 次。

【功效】滋养肝肾，补精益智。本品适用人群同"人参粥"。

干蒸湘莲

【原料】莲子 180 克，糯米 100 克，豆沙馅 60 克，冰糖、白糖、桂花酱、猪油各适量。

【制法】干莲子温水稍泡，放入加少许食用碱的开水中（没过莲子即可），反复搓洗去掉红皮，再用温水换洗几次，去净碱味后捞出，切去两头的尖，捅去莲心，入开水煮一下捞出，放碗内，加开水及白糖少许，上蒸笼蒸至六成烂时取出，晾凉备用。糯米用开水略煮，捞出，再用武火蒸透，取出备用。扣碗抹上猪油，把莲子扣入碗内。冰糖砸碎，洒在莲子上，另外在糯米饭中加入、豆沙馅猪油、白糖、桂花酱拌匀，取大部分放在莲子上摊平，入蒸笼蒸（或隔水蒸）1 小时，取出后反扣在盘内，每日 1 次，随量食。

【功效】补肾健脾，安心养神。本品适用人群同"人参粥"。

➤药茶方面，疲劳者可选用一些具有健脾益气、补肾养血的中药，如人参、党参、黄芪、茯苓、山药、薏苡仁、枸杞子、熟地黄、何首乌、黄精、当归、龙眼肉等。

独参茶

【原料】人参 5～10 克。

【制法】人参切片或研碎，放入保温瓶中，加适量沸水冲泡，盖焖20～30分钟，一日内频频代茶饮用。

【功效】大补元气，强壮身体。本品适用人群同"人参粥"。

西洋参茶

【原料】西洋参 3 克。

【制法】西洋参切片或研碎，放入保温瓶中，加适量沸水冲泡，盖焖20～30分钟，一日内频频代茶饮用。

【功效】益气生津，养阴润肺。本品适用人群同"人参粥"。

杞芪茶

【原料】枸杞子 10 克，黄芪 15 克，白糖适量。

【制法】上两味药捣烂，加入白糖，沸水冲服，随时饮用。

【功效】益气养血，强身延年。本品适用人群同"人参粥"。

人参大枣茶

【原料】人参 5 克，大枣 10 枚。

【制法】人参切片，大枣掰成数瓣，放入保温瓶中，加适量沸水冲泡，盖焖20～30分钟，一日内频频代茶饮用。

【功效】益气生血。本品适用人群同"人参粥"。

四君子茶

【原料】人参 6 克，白术 10 克，茯苓 10 克，炙甘草 3 克。

【制法】将以上中药放入保温瓶中，加适量沸水冲泡，盖焖20～30分钟，一日内频频代茶饮用。

【功效】补中益气，调理脾胃。本品适用人群同"人参粥"。

参麦茶

【原料】太子参 20 克，浮小麦 30 克。

【制法】将以上中药放入保温瓶中,加适量沸水冲泡,盖焖20~30分钟,一日内频频代茶饮用。

【功效】补虚敛汗。本品适用人群同"人参粥"。

黄精参芪茶

【原料】黄精、党参、黄芪、山药等份。

【制法】将以上中药研末,放入保温瓶中,加适量沸水冲泡,盖焖20~30分钟,一日内频频代茶饮用。

【功效】益气润燥,健脾养肺。本品适用人群同"人参粥"。

3)经络腧穴调治:常用体穴有足三里、百会、关元、三阴交及背部腧穴。

4)运动功法调治:这一方面,疲劳者需要遵循因人、因时、循序渐进的原则,以放松项目为主,如散步、瑜伽、太极拳等。这些方法能改善慢性疲劳综合征人群的疲劳状态或负性情绪。

5)中药干预

人参归脾丸

【主要成分】人参、白术、黄芪、甘草、茯苓、远志、酸枣仁、龙眼肉、当归、木香、大枣。

【功能】益气补血,健脾养心。

【适宜人群】以疲劳症状为主伴疲倦乏力、食欲不振、多梦易醒等心脾两虚者。

补中益气汤

内容见"无症状性蛋白尿的亚健康调治",不再赘述。

六君子汤

【主要成分】半夏、陈皮、党参、白术、茯苓、甘草。

【功能】健脾燥湿。

【适宜人群】以疲劳症状为主伴神疲乏力、四肢困重、纳呆便溏等脾虚湿困者。

 右归丸

【主要成分】熟地黄、山茱萸、山药、制附子、肉桂、菟丝子、鹿角胶、当归、杜仲等。

【功能】温中健脾，益肾壮阳。

【适宜人群】以疲劳症状为主伴精神萎靡、面色苍白、腰膝冷痛等脾肾阳虚者。

知柏地黄丸

【主要成分】熟地黄、山茱萸、山药、牡丹皮、茯苓、泽泻、知母、黄柏。

【功能】补益肝肾，滋阴清热。

【适宜人群】以疲劳症状为主伴形体虚弱、腰膝足跟酸痛、潮热盗汗、头晕耳鸣、心烦易怒、失眠健忘等肝肾阴虚者。

（2）失眠：指患者经常（持续2周以上）不能获得正常睡眠，如入睡困难；或入睡后易醒，且醒后难以入睡；或即使入睡仍乱梦纷纭等，晨起后有明显不适或不解乏，并排除各种疾病（如抑郁症、精神分裂症、心功能不全等）导致的睡眠减少。

1）精神情志调治：以失眠症状为主的亚健康人群常会伴有持续的情绪紧张或精神压力，如生活的挫折与磨难，工作、学习任务过重或过紧，睡眠休息不足，长期的精神紧张或心情郁闷，主客观矛盾得不到正确处理，长此以往，诱发失眠等各种症状。因此以失眠症状为主的亚健康人群要注意自我的心理调节，正确认识自己，避免做一些力所不及的事情或不适合自己身体素质的体力劳动和精神负担。其应保持"恬淡虚无"的平和心境，减少自身的欲望，培养乐观、开朗、豁达、大度的性格，知足常乐，凡事想开，不斤斤计较，同时也要注意调适自己的社会适应能力和公共关系协调能力。

2）生活起居调治：以失眠症状为主的亚健康人群生活要有规律，

劳逸结合，紧张有序，合理安排好工作、休息、娱乐、睡眠的时间，要按时起床，按时工作和休息，不能因失眠而早晨睡懒觉，中午最好不要睡午觉，因为中午大脑有了足够的休息，晚上就会很难入睡。

失眠者应改善自己的睡眠环境，避免嘈杂和光线太强，保持卧室的冷热及湿度适宜，卧室温度控制在 20～25℃，选择一件质感柔软、透气、穿着无负担的睡衣。枕头的高度以仰卧时头与躯干保持水平为宜，即仰卧时枕高一拳；侧卧时枕高一拳半；除了睡觉，平时不要在床上看书、看电视、看手机等，睡眠时采用头朝北、脚朝南的方向。

此类人群睡觉前应避免讨论令人兴奋或愤怒的事情或回忆往事等，避免过饱，因为古人云："胃不和则卧不安。"同时避免使用刺激性物质，如喝茶、饮酒、喝咖啡等；睡前可用具有松弛、镇静安神、消除紧张焦虑等功效的精油，如薰衣草、洋甘菊、檀木香。

3）饮食调治：失眠者饮食应定时定量，营养全面均衡，以清淡而易消化食物为主，如各种谷类、豆类、鱼类、蔬菜、水果等，平时可以多吃具有补心安神作用的食品，如百合、莲子、大枣、小麦等，忌食辛辣刺激之品，少吃油腻厚味。对一些临床以心境低落、苦闷孤独、精力下降，对学业、工作及日常生活等兴趣减低，反复自责等一系列以抑郁为主要表现的人，可以选择性地食用一些让人心情愉快的食物，如深海鱼、香蕉、菠菜、大蒜、南瓜及巧克力等。

➢药膳方面，有些食物具有养血安神的功效，合理烹饪后可起到"药食同源"的作用，如莲子、酸枣仁、龙眼肉、大枣、百合、黑芝麻、核桃仁等，或有些中药材和食物巧妙地烹饪加工后，也可起到药膳防治的作用（由于失眠的亚健康人群常因各种原因导致心神失养或心神不宁，故其药膳药茶可参照"亚健康脏腑功能分类与调治"中的心系亚健康的调治部分）。

4）经络腧穴调治：失眠者体穴可选择神门、足三里、百会、四神聪、风池、三阴交、太阳等进行针刺或按压；耳穴贴压可选择皮质下、交感、心、肝、脾、内分泌、神门；皮肤针可沿头、背部督脉、膀胱经轻度叩刺，以皮肤潮红为度，每日或隔日 1 次，10 次为 1 个疗程。

5）运动功法调治：以失眠症状为主的亚健康人群大都缺乏体育锻

炼。体育运动可以增强其体质及意志力，同时可使大脑放松，如太极拳、八段锦等功法，尤其是睡前做一些体育运动对改善其睡眠很有帮助。

有研究表明，以失眠症状为主的亚健康人群每日做较长距离的散步（2000～3000 米），有助于调整大脑皮质的兴奋和抑制过程，减轻血管活动失调的症状，如头痛等。此类人群也可以根据个人的喜好与条件，选择合适的运动方式，如慢跑、游泳、乒乓球、太极拳、散步等。

6）中药干预

人参归脾丸

【主要成分】人参、白术、黄芪、甘草、茯苓、远志、酸枣仁、龙眼肉、当归、木香、大枣。

【功能】益气补血，健脾养心。

【适宜人群】以失眠症状为主的亚健康人群及疲倦乏力、食欲不振、多梦易醒等心脾两虚证者。

安神定志丸

【主要成分】茯苓、茯神、人参、远志、石菖蒲、龙齿。

【功能】益气镇静，安神定志。

【适宜人群】以失眠症状为主的亚健康人群及心慌多梦、噩梦较多、易惊醒等心虚胆怯证者。

保和丸

【主要成分】山楂、神曲、半夏、茯苓、陈皮、连翘、莱菔子。

【功能】消导和胃，清热化痰。

【适宜人群】以失眠症状为主的亚健康人群及脘闷、呃逆、腹中不舒或大便不畅、腹痛等脾胃不和证者。

黄连阿胶汤

【主要成分】黄连、阿胶、黄芩、白芍、鸡子黄。

【功能】补心安神。

【适宜人群】以失眠症状为主的亚健康人群及心烦健忘、头晕、耳鸣、口干、手脚心热等阴虚火旺证者。

（3）目干涩：指眼睛缺乏精血滋养而导致双目干燥、涩痛、视物模糊的一组常见临床症状，可伴有畏光、口干、瘙痒等表现，并排除引起双目干涩的某些疾病，如沙眼、结膜炎、干燥综合征、糖尿病、高血压、肾上腺皮质功能减退症等。

1）生活起居调治：以目干涩为主要表现的亚健康人群在生活起居方面应注意以下四点。①按时规律作息，尽量避免熬夜。②坚持规律运动，因人因时循序渐进，保持健康体魄，预防感冒，避免鼻泪管堵塞。③注意用眼卫生，比如长期使用电脑者应注意适时调节用眼，避免长时间看电视；改善学习环境，将灯光调节到适宜光线亮度，避免光线过强或过弱；睡觉时尽量不要开灯，眼睑闭合不全者应在眼部盖上湿纸巾，以避免泪腺分泌的泪液蒸发。④定期进行眼部保健运动，如适时做眼保健操，避免眼肌长时间处于痉挛状态；也可选择眼部湿敷或蒸汽浴。

2）饮食调治：目干涩者应均衡饮食，多吃各种水果、蔬菜（如菠菜、油菜、莴笋叶、韭菜）及动物的肝脏、鱼、乳类、鸡蛋。多喝水对减轻眼睛干涩有益，尤其是用眼较多，长时间看电脑屏幕者。同时，其应忌食辛辣刺激之品。

➢药膳方面，有些食物具有滋阴养血、补肝肾明目的功效，合理烹饪后可起到"药食同源"的作用，如牡蛎、黑豆、核桃仁、蘑菇、动物肝脏、红薯叶、银耳、黑木耳等，或有些中药材和食物巧妙地烹饪加工后，也可起到药膳防治的作用。

牡蛎蘑菇紫菜汤

【原料】牡蛎250克，蘑菇200克，紫菜30克，香油、盐、生姜、鸡精适量。

【制法】先将蘑菇、生姜放入沸水中煮20分钟，再将牡蛎、紫菜加入其中，略煮至肉熟，加入香油、盐、鸡精调味即可。

【功效】滋阴养肝，养脾补血，明目。本品适用于目干涩伴头目眩晕、视物昏花者。

鸡肝汤

【原料】鸡肝 2 副，谷精草 15 克，夜明砂 10 克。

【制法】将鸡肝洗净，同谷精草、夜明砂一起放入盆中，加入少量清水，隔水蒸熟，吃肝饮汁。

【功效】养阴生津，补益肝肾。本品适用于目干涩、视物昏花者。

红薯叶炒羊肝

【原料】鲜嫩红薯叶 100 克，羊肝 90 克。

【制法】两者嫩炒当菜食。

【功效】养血补肝明目。本品适用于目干涩、视物昏花者。

双耳茶

【原料】白木耳 10 克，黑木耳 10 克，冰糖 30 克。

【制法】先将黑白木耳用温水发开洗净，加入冰糖，放入盖碗中加水煎煮，以木耳烂熟为度。晨起服用。

【功效】和胃益气，养阴补肝明目。本品适用于目干涩伴口干咽燥者。

黑豆核桃饮

【原料】黑豆 500 克，核桃仁 500 克，牛奶、蜂蜜适量。

【制法】黑豆炒熟磨粉，核桃仁炒微焦去衣捣泥，取以上两种食品各 1 匙，冲入煮沸的牛奶一杯，加入蜂蜜 1 匙，早餐后服用。

【功效】增强眼内肌力，加强调节功能，改善眼疲劳的症状。

桑椹蜜膏

【原料】鲜桑椹 1000 克（或干品 500 克），蜂蜜 300 克。

【制法】先将桑椹水煎出浓汁，加入蜂蜜，沸时停火，冷后装瓶，每日早晚服用 1 汤匙。

【功效】滋阴生津，补益肝肾。本品适用于目干涩、视物昏花者。

➤药茶方面，目干涩者可选用一些具有滋阴、养肝、补肾作用的中药，如枸杞子、黑桑椹、阿胶、熟地黄、山茱萸等。

枸杞菊花茶

【原料】枸杞子 15 克，菊花 10 克。
【制法】将两者开水冲泡，代茶饮用。
【功效】养阴生津，补益肝肾。本品适用于肝肾阴亏、眼睛失养者。

参枣茶

【原料】茶叶 3 克，党参 20 克，红枣 15 枚。
【制法】上三味，以水煎服。
【功效】补脾和胃，益气生津。本品适用于目干涩伴疲劳者。

桑椹茶

【原料】桑椹 10～15 克。
【制法】桑椹洗净去杂质，置于保温瓶中，沸水冲泡盖焖 15～30 分钟，代茶频饮。
【功效】滋阴补血生津。本品适用于肝肾阴亏、眼睛失养者。

3）中药干预

杞菊地黄丸

【主要成分】枸杞子、菊花、山药、熟地黄、山茱萸、泽泻、牡丹皮、茯苓。
【功能】滋肾养肝明目。
【适宜人群】阴血不足所致的双目干涩者，伴心烦、失眠多梦、口干、大便干、腰膝酸软、舌红少苔、脉细（数）等症。

补中益气汤

内容见"无症状性蛋白尿的亚健康调治"，不再赘述。

三仁汤

【主要成分】杏仁、蔻仁、薏苡仁、厚朴、半夏、木通、甘草、滑石、竹叶等。

【功能】清利湿热。

【适宜人群】湿热壅滞所致的双目干涩者，常伴有眼眵多、口黏口苦、口干不欲饮、腹胀乏力、小便黄、大便不爽、舌红、苔黄腻、脉滑数等症。

桃红四物汤

内容见"临界肝功能异常的亚健康调治"，不再赘述。

（4）头晕：多表现为整天昏昏沉沉，脑子不清，注意力不集中，可伴有头痛、失眠、健忘、低热、肌肉关节疼痛和多种神经精神症状。其基本特征为休息后不能缓解，同时排除可能引起头晕的各种器质性病变，如高血压、低血压、冠心病、动脉硬化、颈椎病、急性脑血管意外、药物过敏、贫血、甲状腺功能亢进、鼻窦炎、中耳炎、梅尼埃病、听神经瘤、嗜铬细胞瘤、感染、中毒、脑外伤后神经症性反应及精神疾病等。

1）精神情志调治：头晕者可将头晕想象成生活中的一部分，从而减少时时想到头晕的负性心理暗示，以达到避免紧张、焦虑，减轻精神压力的目的，并可减少对家庭成员的依赖心理。必要时进行心理治疗，经临床相关检查无器质性病变而出现头晕者可咨询心理医生，了解其产生的原因，通过心理治疗技术帮助减轻头晕症状。

2）生活起居调治：头晕者应按时作息，避免劳累、熬夜，保证充足睡眠，生活有规律，戒烟限酒。

3）饮食调治：头晕者饮食应注意营养均衡，多食豆芽、瓜类、黑木耳、芹菜、荸荠、豆类、奶、鱼、虾等；同时应注意合理膳食，多吃水果蔬菜，忌食生冷、油腻及过咸、过辣、过酸的食物，有动脉粥样硬化倾向者尤其忌食动物内脏。

➤药膳方面，有些食物具有补虚养血、平肝潜阳的功效，合理烹饪后可起到"药食同源"的作用，如猪肝、龙眼肉、枸杞子、天麻、菊花、黄芪、当归、核桃仁等，或有些中药材和食物巧妙地烹饪加工后，也可起到药膳防治的作用。

菜包肝片

【原料】新鲜猪肝 250 克，鸡蛋 3 个，卷心菜叶 150 克，调料适量。

【制法】将猪肝去除筋膜，洗净，切成薄片，放入碗中，加盐、鸡精、料酒、淀粉各适量，拌匀备用。将卷心菜叶整片洗净，入沸水中烫软取出，清水过凉后切成卷心菜片备用。另一碗放入鸡蛋清，加适量淀粉调拌成稀糊。将卷心菜叶片铺放在案板上，抹上一层蛋清稀糊，再将猪肝片放在卷心菜片上，包裹成长短、粗细一致的卷状，裹上一层面粉，入油锅中微火炸至外酥里透后捞出，切成段，佐餐当菜，随意食用。

【功效】补虚养血。本品适用于血虚头晕者。

龙眼枸杞粥

【原料】龙眼肉、枸杞子、黑糯米、粳米各 15 克。

【制法】将上述四味一起入砂锅熬粥。

【功效】益气补虚，补血生血。本品适用于气血亏虚头晕者。

菊花天麻粥

【原料】杭菊花 15 克（布包），天麻 10 克，大米 50 克，调料适量。

【制法】先将天麻和大米一起入砂锅熬煮至大米半熟，再加入杭菊花，煮至米烂成粥，油盐调味，食粥。

【功效】平肝潜阳。本品适用于肝阳上亢的头晕者。

黄芪母鸡汤

【原料】黄芪 50 克，当归 15 克，老母鸡 1 只，葱、姜、盐适量。

【制法】将上述两味中药与老母鸡一起入砂锅煲汤，再加入葱、姜、盐调味。

【功效】大补气血。本品适用于气血亏虚头晕者。

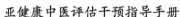 **杜仲猪腰汤**

【原料】猪腰2个，杜仲、核桃仁各30克，调料适量。

【制法】先将猪腰切开去肾盏，洗净，与上两味同时放入炖锅内，加水适量，炖熟，去杜仲，加适量盐调味服食。

【功效】填精生髓。本品适用于肾精亏虚头晕者。

4）经络腧穴调治：针刺手法采用平补平泻法，每日1次，每次留针30分钟，10次为1个疗程。主穴可选择百会、大椎、天柱、风池、后溪。配穴：后头痛者配玉枕；失眠者配神庭；胸闷者配膻中；气虚者配合谷；阳盛烦躁者刺太阳；项僵项痛恶寒者，火针点刺项部阿是穴。

另可选择百会灸，即头晕者取正坐位，术者将头晕者百会处头发向两侧分开，露出施灸部位，局部涂上凡士林油以黏附艾炷，将艾炷（约麦粒大小）置于穴位上点燃。待局部有热感时（以头晕者能耐受为度），术者用镊子压灭艾炷并停留片刻，使热力向内传，然后去掉残余艾绒继续施灸。每次灸6壮，每3~5天灸1次。

此外，头晕者也可选择穴位点按或拿揉法，如点按风池、风府、肩井、天宗、曲池、外关等穴位。

5）中药干预

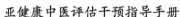 **人参归脾丸**

【主要成分】人参、白术、黄芪、甘草、茯苓、远志、酸枣仁、龙眼肉、当归、木香、大枣。

【功能】益气补血，健脾养心。

【适宜人群】以头晕症状为主的亚健康人群及疲倦乏力、食欲不振、多梦易醒等心脾两虚证者。

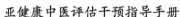 **天麻钩藤饮**

【主要成分】天麻、钩藤、石决明、杜仲、桑寄生、牛膝、栀子、黄芩、夜交藤、茯神、益母草。

【功能】平肝息风，补益肝肾。

【适宜人群】以头晕症状为主的亚健康人群及失眠多梦，或口苦面红，舌红苔黄，脉弦或数等肝阳上亢证者。

半夏白术天麻汤

【主要成分】半夏、白术、天麻、茯苓、陈皮、炙甘草、生姜、大枣。

【功能】化痰息风，健脾祛湿。

【适宜人群】以头晕症状为主的亚健康人群及头痛、胸膈痞闷、恶心呕吐、舌苔白腻、脉弦滑等风痰上扰证者。

左归丸

内容见"无症状性蛋白尿的亚健康调治"，不再赘述。

通窍活血汤

【主要成分】赤芍、川芎、桃仁、红枣、红花、老葱、鲜姜等。

【功能】活血化瘀，通窍活络。

【适宜人群】头晕日久不愈，伴面色暗，经前腹痛、月经量少色暗、有血块，舌紫暗有瘀点或瘀斑，脉涩等瘀血阻滞者。

（5）头颈疼痛：包括头痛与颈项肩背疼痛。其中头痛是指头部出现的一种以疼痛为主要表现的令人不快的感觉，进而影响情绪上的感受，出现头部疼痛、沉重、乏力、记忆力下降、睡眠障碍等其他精神和躯体症状。头颈疼痛者常因劳累、焦虑、用脑过度、月经前期或月经期发作，有反复发作、病程迁延不愈等特点，同时排除导致头痛的各种疾病，如颅内肿瘤、高血压、各种脑炎、颅内高压综合征、脑血管疾病、鼻窦炎、颈椎骨质增生等器质性病变。颈项肩背疼痛是指从后颈到肩胛（包括肩关节）以上背部为主的疼痛、酸沉、僵硬等不适感，常发生于伏案较多的教师及信息技术工作者，还有学生和司机，主要是由于他们的工作姿势总是相对固定，背部的肌肉极易处于疲劳状态，加之其精神高度紧张，逐渐进入亚健康，同时排除颈椎病、肩周炎等器质性疾病造成的疼痛。

1）精神情志调治：头颈疼痛的亚健康人群应认识自己的个性特征，

树立乐观开朗的人生观，分析产生目前个性心理的原因，寻求解决问题的方法。例如，多向师长、家庭成员、朋友倾诉自己的心理痛苦，以寻求心理支持，并可借助能解决心理困扰的心理治疗技术或辅助一定的药物以达到解除心理痛苦的目的，减少负性心理暗示，逐渐缓解甚至去除头颈疼痛症状。

2）生活起居调治：头颈疼痛的亚健康人群在生活起居上应注意按时作息，避免熬夜，保证睡眠充足。戒烟限酒，养成良好的坐姿，有节奏地调节工作体位，避免长期低头、单向转颈等，每隔 20～30 分钟仰颈远眺，并做头颈部的活动，以预防和减轻颈项肩背部的疼痛症状。头颈疼痛的亚健康人群要注意季节更替时不能过度贪冷恋凉，汗多时应适当补充、酌情饮用含盐的水分。另外，以颈部疼痛为主的人群应注意保持良好的睡眠姿势，最好采用质地柔软的元宝形枕头，以保持颈椎凸向前的生理弧度。此类人群禁用高枕。喜侧卧者，枕头高度应与肩同宽，平卧者应使用低枕。

3）饮食调治：头颈疼痛者在饮食方面，应均衡饮食，饮食不宜过于肥甘厚味，多食含镁离子等矿物质丰富的食物，如小米、荞麦面等谷类，黄豆、蚕豆、豌豆等豆类及豆制品，以及冬菇、紫菜、桃子、桂圆、核桃、花生等蔬菜和水果类。

➤药膳方面，有些食物具有补益气血、强筋健骨、祛风除湿等功效，合理烹饪后可起到"药食同源"的作用，如党参、黄芪、桂圆肉、枸杞子、红枣、熟地黄、怀山药、木瓜、薏苡仁、葛根等，或有些中药材和食物巧妙地烹饪加工后，也可起到药膳防治的作用。

枸杞红枣煲蛋

【原料】枸杞子 15～30 克，红枣 6～8 枚，鸡蛋 2 个。

【制法】上三味共煮，鸡蛋煮熟后去壳取蛋再煮片刻，吃蛋饮汤。

【功效】补益气血。本品适用于气血亏虚头颈疼痛者。

人参大枣粳米粥

【原料】人参 3 克，大枣 15 克，粳米 50 克。

【制法】人参研粉，先将粳米、大枣入砂锅熬粥，再调入人参粉及白糖适量。

【功效】补益气血。本品适用于气血亏虚头颈疼痛者。

参芪桂圆枸杞粥

【原料】党参、黄芪、桂圆肉、枸杞子各20克，粳米50克。

【制法】先将党参、黄芪煎煮取汁，然后加入粳米、桂圆肉、枸杞子入砂锅熬粥。

【功效】补益气血。本品适用于气血亏虚头颈疼痛者。

山药薏苡仁粳米粥

【原料】山药、薏苡仁各20克，粳米50克。

【制法】上三味入砂锅熬粥。

【功效】祛湿通络止痛。本品适用于湿邪痹阻所致头颈疼痛者。

杞菊地黄粥

【原料】熟地黄15～30克，枸杞子20～30克，菊花5～10克，粳米1000克，冰糖适量。

【制法】将枸杞子、熟地黄煎取浓汁，分两份与粳米入砂锅熬粥。另将菊花用开水沏茶，在粥欲熟时将其加入粥中稍煮即可食用。

【功效】补益气血。本品适用于气血亏虚头颈疼痛者。

杞子怀山炖猪脑

【原料】枸杞子10克，怀山药30克，猪脑1个。

【制法】上三味加水炖服。

【功效】补益气血。本品适用于气血亏虚头颈疼痛者。

决明子粥

【原料】炒决明子10～15克，粳米100克，白菊花10克，冰糖少许。

【制法】先将决明子入锅内炒至微有香气，取出待冷后，与白菊花同煎取汁去渣，然后与粳米煮粥，粥将熟时，加入冰糖，稍煮即可食用。

【功效】平肝潜阳。本品适用于肝阳上亢头痛者。

乳香没药蒸木瓜

【原料】新鲜木瓜 2 个，乳香、没药各 6 克，黄酒适量。

【制法】新鲜木瓜剖开加入乳香、没药，用绳缚定，蒸 40 分钟，研烂如泥，每次 9 克，黄酒 1 杯炖化，温服。

【功效】宣通气血，解痉镇痛。本品适用于气血瘀滞所致的头颈疼痛者。

当归鳝鱼汤

【原料】当归 6 克，伸筋草 15 克，鳝鱼 1 条。

【制法】上三味同煮，食鱼饮汤，每日 1 次，连食 10 日。

【功效】活血通络。本品适用于血络瘀滞所致的头颈疼痛者。

葛根粥

【原料】葛根、薏苡仁、粳米各 50 克，刺五加 15 克。

【制法】先将葛根、刺五加先煎取汁，再与薏苡仁、粳米同放砂锅中，加水适量熬粥。

【功效】祛风除湿止痛。本品适用于风湿痹阻所致的头颈疼痛者。

川贝二瓜粥

【原料】川贝母、木瓜、丝瓜络、陈皮各 10 克，粳米 50 克。

【制法】先将木瓜、陈皮、丝瓜络先煎取汁，再与粳米、川贝母（切碎）同放砂锅中，加水适量熬粥。

【功效】化痰除湿通络。本品适用于痰湿痹阻所致的头颈疼痛者。

➤药茶方面，头颈疼痛者可选用一些具有健脾益气、补肾养血作用的中药，如人参、党参、黄芪、茯苓、山药、薏苡仁、枸杞子、熟地黄、何首乌、黄精、当归、龙眼肉等，举例如下。

杞芪茶

内容见"亚健康症状分类与调治",不再赘述。

人参大枣茶

内容见"亚健康症状分类与调治",不再赘述。

四君子茶

内容见"亚健康症状分类与调治",不再赘述。

4）经络腧穴调治：毫针治疗，主穴取大椎、风池、颈夹脊2～6、百会、外关、丘墟、照海、太阳；配穴取丝竹空、四白、合谷、足三里、涌泉等。患者取坐位或仰卧位，一般针刺患处，得气后留针30分钟，每日1次，10日为1个疗程。气虚血瘀证取穴脾俞、胃俞、中脘、足三里；气滞血瘀证取穴太冲、血海、膻中、内关；阳虚血瘀证取穴百会、大椎、肾俞、关元；阴虚血瘀证取穴肺俞、肾俞、太溪、三阴交。偏头痛取穴风池、太阳、外关；头顶痛取穴百会、太冲；全头痛取穴风池、完骨、百会、复溜。

推拿按摩：头痛者取穴肩井、人迎、风池、风府、印堂、头维、太阳、百会、颈夹脊穴。头痛者取坐位，施术者用一指禅推法，由前至后，推太阳经和膀胱经4～5遍，后用大鱼际抹扫两侧胆经3～4遍，然后揉拿颈部太阳经和胆经3～4遍，最后点风池、印堂、百会、肩井。颈肩部疼痛者可在颈部肌肉及风池穴或颈肌痛点阿是穴等处进行推拿按摩，如对颈后部肌肉用拇指及其余四指用力捏起再放松，由上而下，反复10～20次；或者用手掌鱼际肌或大拇指指腹按揉颈部肌肉，由上而下，反复10～20次，可两手交替进行；也可用两手大拇指点压或按揉枕下风池穴或颈肌痛点阿是穴。

5）运动功法调治：运动功法调治方面，需要遵循因人因时循序渐进的原则。运动方式的选择以放松项目为主，如散步、瑜伽、太极拳、八段锦等。此外颈肩部疼痛的亚健康人群可以选择相应的医疗体操：①左顾右盼，端坐或站立，两手叉腰，头轮流向左右旋转，动作要缓慢，幅度要大，每当旋转至最大限度时，停顿 5 秒钟，使肌肉和韧带等组织受到充分的牵拉并增强肌肉力量，左右交替进行 10～20 次。②按摩颈项，体位同前，两手掌轮流按摩颈项部 20～30 次。③耸肩运动，体位同前，两臂伸直，两肩用力向上耸起，两肩向后旋转放下，反复进行10～20 次。④屈肘扩胸，体位同前，两臂屈肘，同时后摆扩胸，反复10～20 次。⑤头垂项上，仰卧于床边，头顶靠近床的边缘，下肢屈曲，支于床上，以帮助推动躯干随时向床边挪移。双臂及下肢向头的方向用力，将头颈向床边推移，后脑勺部沿床的边缘向下方垂落，停顿一段时间（5～10 秒钟），然后抬起，如此反复 12～24 次。⑥回头望月，仰卧去枕，或用毛巾卷垫于颈曲处，以减少颈部各肌肉、韧带、关节的负担，双臂平放在体侧，双腿伸直。先将头慢慢转向右侧，尽量达到右侧整个耳郭都贴到床面，使颈部肌肉有牵拉的感觉；再将头慢慢转向左侧，尽量力争左侧整个耳郭都贴到床面，左右交替进行 10～20 次。注意在转头时，肩颈部疼痛者要始终保持肩背贴床，不可随头颈转动而抬起。

6）中药干预

人参归脾丸

【主要成分】人参、白术、黄芪、甘草、茯苓、远志、酸枣仁、龙眼肉、当归、木香、大枣。

【功能】益气补血，健脾养心。

【适宜人群】以头颈部疼痛症状为主的亚健康人群及疲倦乏力、食欲不振、多梦易醒等心脾两虚者。

杞菊地黄丸

【主要成分】熟地黄、山茱萸、山药、牡丹皮、茯苓、泽泻、枸杞子、菊花。

【功能】滋补肝肾。

【适宜人群】以头颈部疼痛症状为主的亚健康人群及头痛朝轻暮重或遇劳而剧，腰膝酸软、口干，舌红苔薄少津，脉弦细而弱等肝肾阴虚者。

天麻钩藤饮

【主要成分】天麻、钩藤、石决明、杜仲、桑寄生、牛膝、栀子、黄芩、夜交藤、茯神、益母草。

【功能】平肝息风，祛风止痛。

【适宜人群】以头痛症状为主的亚健康人群及心烦易怒、夜卧不宁、面红或伴呕吐、胸胁胀满、口苦纳呆、舌红苔黄、脉弦数有力等肝阳上亢者。

通窍活血汤

【主要成分】赤芍、川芎、桃仁、红枣、红花、老葱、鲜姜等。

【功能】活血化瘀，通窍活络。

【适宜人群】头颈部疼痛日久不愈，伴面色暗，经前腹痛、月经量少色暗、有血块，舌紫暗有瘀点或瘀斑，脉涩等瘀血阻滞者。

（6）齿龈出血：是口腔科常见症状之一，中医学又称为齿衄、牙衄、牙宣，是指牙龈自发性的或由于轻微刺激引起的少量流血。轻者表现为仅在吮吸、刷牙、咀嚼较硬食物时唾液中带有血丝，重者在牙龈受到轻微刺激时即出血较多甚至自发性出血，同时排除牙周炎和牙龈炎等口腔疾病及癌症、糖尿病、甲状腺功能障碍、肝硬化、脾功能亢进、肾炎后期等某些系统性疾病，或者全身出血性疾病，如血友病、血小板减少性紫癜、白血病、维生素 C 缺乏症等。

1）生活起居调治：齿龈出血的亚健康人群在生活起居上应注意按时作息，避免熬夜，保证睡眠充足，戒烟限酒，少吃零食。另外良好的口腔卫生习惯对齿龈出血的亚健康人群十分重要：①临睡前尽量不要进食，以免食物残留，造成细菌大量繁殖，引起牙周炎及龋齿，长期发展易导致牙齿松软。②正确的刷牙方法，每日 3 次，每次 3 分钟。③饭后、睡前漱口，保持口腔清洁。④对不易去除的食物碎屑、软垢、菌斑，用牙线、牙签、牙刷清洁。⑤改变不良咬合习惯，选择对牙齿有最大保护的咬合姿势。

2）饮食调治：饮食方面，齿龈出血者应均衡饮食，增强营养以提高机体的免疫力，增强体质。其应多食富含维生素 C 的水果、蔬菜，如茼蒿、苦瓜、豆角、菠菜、土豆、韭菜、酸枣、鲜枣、草莓、柑橘、柠檬等，以及富含维生素 K 的绿叶蔬菜（菠菜、菜花、甘蓝、莴苣、芜菁叶、紫花苜蓿、豌豆、香菜、海藻）与动物性食物（肝脏、鸡蛋、鱼、鱼卵）等，以缓解齿龈出血的情况。

➢药膳方面，有些食物具有滋补肝肾、凉血止血等功效，合理烹饪后可起到"药食同源"的作用，如枸杞子、熟地黄、怀山药、生地黄、白芍、阿胶、麦冬等，或有些中药材和食物巧妙地烹饪加工后，也可起到药膳防治的作用。

枸杞地黄粥

【原料】熟地黄 15～30 克，枸杞子 20～30 克，粳米 1000 克，冰糖适量。

【制法】先将枸杞子、熟地黄煎取浓汁，分两份与粳米入砂锅熬粥。

【功效】滋补肝肾。本品适用于肾阴亏虚、齿龈出血者伴血色淡红，起病较缓，常因受热及烦劳而诱发，齿摇不坚，舌红苔少，脉细数。

桑椹粥

【原料】桑椹 30～50 克（鲜品 50～100 克），糯米 50 克。

【制法】将以上两味入砂锅熬粥，再调入冰糖适量。

【功效】滋补肝肾。本品适用人群同"枸杞地黄粥"。

木耳粥

【原料】银耳 5～10 克，粳米 100 克，大枣 3～5 枚。

【制法】先将银耳浸泡半天，然后将粳米、大枣入砂锅熬粥，待煮沸后加入木耳、冰糖适量，同煮为粥。

【功效】润肺生津，滋阴养胃，益气止血。本品适用人群同"枸杞地黄粥"。

麦冬粥

【原料】麦冬 20～30 克，粳米 100 克。

【制法】先将麦冬煎汤取汁，然后将粳米熬粥，待其半熟时，加入麦冬汁，同煮即可。

【功效】润肺养胃，清心止血。本品适用于胃阴亏虚、胃火亢盛齿龈出血者伴血色鲜红、齿龈红肿疼痛、头痛、口臭、舌红苔黄等胃火炽盛者。

3）中药干预

清胃散

【主要成分】升麻、黄连、当归、生地黄、牡丹皮。

【功能】清胃泻火，凉血止血。

【适宜人群】以齿龈出血症状为主的亚健康人群及血色鲜红、齿龈红肿疼痛、头痛、口臭、舌红苔黄等胃火炽盛者。

六味地黄丸

【主要成分】熟地黄、山茱萸、山药、牡丹皮、茯苓、泽泻。

【功能】滋阴降火，凉血止血。

【适宜人群】以齿龈出血症状为主的亚健康人群及血色淡红，起病较缓，常因受热及烦劳而诱发，齿摇不坚，舌红苔少，脉细数等阴虚火旺者。

玉女煎

【主要成分】石膏、熟地黄、知母、麦冬、牛膝。

【功能】清胃热，滋肾阴。

【适宜人群】以齿龈出血症状为主的亚健康人群及阴虚火旺者。

茜根散

【主要成分】茜根、黄芩、阿胶（蛤粉炒）、侧柏叶、生地黄、炙甘草。

【功能】凉血止血。

【适宜人群】同"清胃散"。

泻火汤

【主要成分】大黄、黄连、黄芩。

【功能】泻火解毒，凉血止血。

【适宜人群】同"清胃散"。

（7）口干：指口腔内有干燥感，同时排除引发口干的多种疾病，如干燥综合征、糖尿病、恶性贫血、哮喘、口腔疾病、念珠菌感染、癌症的放化疗及药物引起的不良反应等。

1）精神情志调治：口干者应保持心情舒畅，避免烦恼郁闷，学会面对压力。

2）生活起居调治：以口干症状为主的亚健康人群应注意以下三点。①注意口腔卫生，坚持早晚及饭后刷牙。当感觉口咽部有轻微不适时，可用盐汤作为晨间漱口剂，同时还需要纠正张口呼吸的习惯。②改善生活与工作环境，避免粉尘及有害气体的刺激，保持室内合适的温度与湿度、空气新鲜。还可以使用空气加湿器，调节空气湿度，减少干燥。室内温度尽量保持在18~25℃，湿度在45%~65%。健康的湿度与温度既可抑制病菌的滋生与传播，也可提高人体免疫力。③加强身体锻炼，增强体质，预防呼吸道感染。

3）饮食调治：饮食方面，口干者应合理安排饮食，适当饮水，宜少量多次。宜多喝粥、豆浆，多吃梨、莲藕、荸荠、枸杞子、蜂蜜等润肺生津、养阴清燥之品，尽量少吃或不吃辣椒、葱、姜、蒜、胡椒等燥热之品，少吃油炸、肥腻食物，少吸烟、喝酒。

➤药膳方面，有些食物具有养阴生津等功效，合理烹饪后可起到"药食同源"的作用，如百合、荸荠、蜂蜜、麦冬、玉竹、沙参、生地黄、玉竹等，或有些中药材和食物巧妙地烹饪加工后，也可起到药膳防治的作用。

荸荠萝卜汁

【原料】荸荠、鲜萝卜各500克。

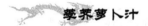

【制法】先将荸荠洗净去皮，鲜萝卜洗净切块，同放榨汁机内搅拌成汁。每日饮数小杯，连服3～5日。

【功效】清热利咽，养阴生津。本品适用于阴虚生热引起的口干者。

玉竹生地粥

【原料】新鲜玉竹50克，新鲜生地黄25克，粳米75克，冰糖适量。

【制法】将新鲜玉竹洗净去根切碎，新鲜生地黄切细后用适量清水在火上熬沸煎取浓汁，去渣，入粳米加水煮成稀粥，加入冰糖调味。

【功效】滋阴养胃生津。本品适用于阴虚生热引起的口干者。

豌豆麦冬冻

【原料】麦冬20克，鲜豌豆150克，白糖100克，琼脂2克，梅花肉、桂花少许。

【制法】豌豆洗净后煮熟捣泥。锅中加水，放入琼脂与麦冬同煮，直至琼脂溶化后，加入白糖搅匀，再放进梅花肉（猪肉中最嫩的肉，位于肩胛骨中心）、桂花。将煮好的麦冬药液倒入装豌豆泥的碗中，待冷却后放入冰箱冷藏，成冻状后即可食用。

【功效】滋阴降火，利咽润燥。本品适用于阴虚引起的口咽干燥者。

银花沙参蛋羹

【原料】金银花、沙参各10克，猪瘦肉100克，干香菇3朵，鸡蛋3个，调料适量。

【制法】将金银花、沙参切碎，猪瘦肉洗净切丝，加入少许蛋清拌匀，香菇用水泡软后洗净切丝。将金银花、沙参、猪肉丝、香菇、油、盐、味精等放入鸡蛋碗内拌匀，并加入适量温水，放入锅中隔水蒸15分钟，成鸡蛋羹即可取出。

【功效】养阴清热，解毒利咽。本品适用于外感风热之口咽干燥者。

➤药茶方面，口干者可选用一些具有养阴清热生津的中药，如沙参、麦冬、罗汉果、木蝴蝶、玉竹、生地黄、石斛等。

罗汉果茶

【原料】罗汉果 1 个。

【制法】将罗汉果切碎，用沸水冲泡 10 分钟后，不拘时饮服。每日 1～2 次，每次 1 个。

【功效】清肺化痰，止渴润喉。本品适用于肺热有痰之口咽干燥者。

二绿女贞茶

【原料】绿萼梅、绿茶、橘络各 3 克，女贞子 6 克。

【制法】将女贞子捣碎后，与前三味共入杯内，以沸水冲泡即可。每日 1 剂，不拘时饮用。

【功效】养阴利咽，行气化痰。本品适用于阴虚有痰之口咽干燥者。

马鞭草绿豆蜜茶

【原料】鲜马鞭草 50 克，绿豆 30 克，蜂蜜 30 克。

【制法】将绿豆洗净沥干，新鲜马鞭草连根洗净，用线扎成两小捆，与绿豆一起放锅内，加水 1.5 升，用文火炖 1 小时，至绿豆酥烂时关火，捞去马鞭草，趁热加入蜂蜜搅化即可，饮汤食豆。每日 1 剂，分 2 次服，连服数日。

【功效】清咽润喉，养阴生津。本品适用于肺胃有热之口咽干燥者。

清音茶

【原料】胖大海 5 克，蝉衣 3 克，石斛 15 克。

【制法】将以上中药水煎，代茶饮。

【功效】养阴润喉，利咽治喑。本品适用于口咽干燥伴声音嘶哑者。

利咽茶饮

【原料】金银花、麦冬、木蝴蝶、胖大海、生甘草各 5 克。

【制法】将以上中药开水泡服。

【功效】养阴清热，生津利咽。本品适用于肺阴虚有热之口咽干燥者。

二冬茶

【原料】天冬、麦冬、玉竹、石斛各 5 克。

【制法】将以上中药开水泡服。

【功效】养阴生津。本品适用于肺胃阴虚之口咽干燥者。

4）经络腧穴调治：针灸选穴可以选取合谷、曲池、风池、阴陵泉、三阴交等；耳穴贴压可选交感、内分泌、肺、肾及咽喉等；皮肤针可沿头、背部督脉、膀胱经轻度叩刺，以皮肤潮红为度，每日或隔日 1 次，10 次为 1 个疗程。

5）中药干预

知柏地黄丸

【主要成分】熟地黄、山茱萸、山药、牡丹皮、茯苓、泽泻、知母、黄柏。

【功能】养阴清热。

【适宜人群】口干而不多饮，伴颧红、盗汗、舌红少津、脉细数弱等肾阴亏虚者。

苓桂术甘汤

【主要成分】茯苓、桂枝、白术、甘草。

【功能】健脾利湿，温阳化饮。

【适宜人群】口干不喜饮，或喜热饮，但饮水不多甚至口干欲饮水、水入即吐，舌胖淡，苔润滑，脉弦无力，或沉迟，或沉缓，或沉弱等痰饮内停者。

血府逐瘀汤

【主要成分】桃仁、红花、当归、生地黄、牛膝、川芎、桔梗、赤芍、枳壳、甘草、柴胡。

【功能】活血化瘀行气。

【适宜人群】口干，但仅漱水润口而不下咽，舌紫暗有瘀斑或瘀点，脉涩等瘀血内停者。

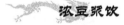 乌梅丸

【主要成分】乌梅肉、黄连、黄柏、附子（炙）、干姜、桂枝、细辛、青椒（去目）、人参、当归。

【功能】缓肝调中，清上温下。

【适宜人群】口干伴气上冲心、心中疼热、饥不欲食、脉弦等寒热错杂者。

（8）自汗：是指不因劳累、炎热、衣着过暖、服用发汗药等因素而时时汗出，动辄益甚的汗出异常症状，又称自汗出，同时排除高热、甲状腺功能亢进或全身性疾病，如心脏病、颈部肿块、手术和外界环境干扰因素引起的汗出。

1）生活起居调治：症状表现以自汗为主的亚健康人群在生活起居方面应注意以下方面。①注意劳逸结合，不可劳累过度。②勤洗澡，勤换衣被，保持身体清洁，节制房事。③多饮水，保持体内的正常液体量。④保持心情舒畅、平稳，避免经常激动。⑤注意体育锻炼，增强体质，尤其注意预防感冒。

2）饮食调治：饮食方面，自汗者应多食补益气血的食物，宜吃鸡、鸭、鱼、蛋、山药、红枣、扁豆、羊肉、桂圆、狗肉、豆制品等，不宜吃生冷的瓜菜，少吃凉拌的菜肴。

➤药膳方面，有些食物具有补益气血、养阴固表止汗的功效，合理烹饪后可起到"药食同源"的作用，如党参、黄芪、五味子、枸杞子、山药、西洋参等，或有些中药材和食物巧妙地烹饪加工后，也可起到药膳防治的作用。

泓豆浆饮

【原料】豆浆2碗。

【制法】每次用豆浆 2 碗，将其中一碗放入锅内，煮成豆腐皮状即食；另一碗煮沸加少量白糖饮用，每日 1 次。

【功效】补虚益气。本品适用于自汗伴纳差者。

党参五味炖猪心

【原料】党参 12 克，黄芪 12 克，五味子 9 克，猪心 1 个。

【制法】将党参、黄芪、五味子、猪心放入锅中，水适量，隔水炖 1 小时，吃肉饮汤，每 1～2 天食 1 次。

【功效】补气益血，固表止汗。本品适用于思虑过度之自汗者。

枸杞炖乳鸽

【原料】枸杞子 20～30 克，乳鸽 1 只。

【制法】乳鸽与枸杞子放入炖盅内，加水适量，隔水炖熟，调味，吃肉喝汤。

【功效】补益气血。本品适用于思虑过度之自汗者。

沙参合剂煲瘦肉

【原料】沙参、玉竹、百合、怀山药各 15 克，猪瘦肉 100 克。

【制法】将以上原料一起放入锅中，加水适量共煲 1 小时以上，调味，吃肉喝汤，每日 1 次。

【功效】养阴益气。本品适用于气阴两虚所致的出汗、口干思饮、气短乏力者。

枇杷叶糯米粽

【原料】糯米 250 克，新鲜枇杷叶若干。

【制法】将新鲜枇杷叶用水浸泡 10 小时，洗净去毛后，用新鲜枇杷叶包粽，蒸熟服食，每日 1 次，连服 4～5 天。

【功效】补中益气，暖脾和胃，止汗。本品适用于产后多汗等出汗异常者。

黄芪鸡汁粥

【原料】黄芪 15 克，粳米 100 克，母鸡 1 只（1000～1500 克）。

【制法】将母鸡洗净浓煎为鸡汁；同时将黄芪水煎 2 次取汁，加适量鸡汤及粳米 100 克共煮成粥。早晚温热服食。

【功效】补气固表止汗。本品适用于自汗伴体虚乏力者。

人参莲肉汤

【原料】人参 10 克，莲子 10 枚（去心）。

【制法】用适量水泡发后加冰糖 30 克，蒸 1 小时即可食用。人参可留待次日再加莲子，用同样方法蒸熟食用，可连用 3 次。

【功效】补气益脾。本品适用于自汗伴脾虚消瘦、疲倦者。

西洋参冬瓜野鸭汤

【原料】西洋参 10 克，冬瓜 300 克（去皮），野鸭 500 克，石斛 50 克，鲜荷梗 60 克，生姜、红枣适量。

【制法】野鸭洗净切块，西洋参切薄片，把全部用料放入锅内，武火煮沸后文火煲 2 小时，调味即可，饮汤吃野鸭肉。

【功效】清暑益气。本品适用于口渴心烦、体倦乏力、自汗较多者。

➢药茶方面，自汗者可选用一些具有滋阴益气、固表止汗的中药，如人参、党参、黄芪、生地黄、玉竹、百合、沙参、西洋参等。

独参茶

内容见"亚健康症状分类与调治"，不再赘述。

西洋参茶

内容见"亚健康症状分类与调治"，不再赘述。

杞芪茶

内容见"亚健康症状分类与调治"，不再赘述。

参麦茶

内容见"亚健康症状分类与调治",不再赘述。

3)经络腧穴调治:每日早晚用拇指用力按压足三里(外膝眼下直下四横指,胫骨外缘一横指处)5～10分钟;或用五倍子100克晒干研为细粉,取适量凉开水调糊状敷于神阙处,外用塑料薄膜密封,胶布固定,每日用热水袋外敷2次,隔日换药1次。

4)中药干预

玉屏风散

内容见"无症状性蛋白尿的亚健康调治",不再赘述。

归脾丸

【主要成分】党参、白术(炒)、黄芪(炙)、茯苓、远志(制)、酸枣仁(炒)、龙眼肉、当归、木香、大枣(去核)、甘草(炙)。

【功能】益气生血,健脾养心。

【适宜人群】心脾气血不足所致自汗、心悸少寐、神疲气短、面色无华、舌质淡、脉细者。

当归六黄汤

【主要成分】当归、黄芩、黄连、黄柏、熟地黄、生地黄、黄芪。

【功能】滋阴清热,固表止汗。

【适宜人群】阴虚火旺所致夜间清醒时自汗、五心烦热,或兼午后潮热、两颧色红、口渴、舌红少苔者。

龙胆泻肝丸

【主要成分】栀子、黄芩、木通、泽泻、车前子、柴胡、当归、生地黄、甘草。

【功能】清热利湿,化湿和营。

【适宜人群】邪热郁蒸所致蒸蒸汗出、汗液易使衣服黄染、汗黏、面赤红热、烦躁、口苦、小便色黄、舌苔黄、脉弦数者。

3. 亚健康证候分类与调治

亚健康证候可按气血阴阳和体质分类，内容如下。

（1）气虚证：气虚证的亚健康人群一身之气不足，以气息低弱、脏腑功能状态低下为主要特征，临床常见表现为肌肉松软，性格内向，情绪不稳定，胆小而不喜欢冒险，平素气短懒言，肢体容易疲乏，易出汗，面色萎黄或淡白、目光少神、口淡、唇色少华、毛发不泽、头晕、健忘、大便正常或虽便秘但不结硬或不成形，便后仍觉未尽，小便正常或偏多，易感冒，舌淡红，胖嫩，边有齿痕，脉象虚缓。

1）精神情志调治：由于气虚之人在劳累或思虑后易神疲乏力、四肢酸软，故应清净养藏、去除杂念、不躁动、少思虑。此类人群应多参加有益的社会活动，多与别人交谈沟通，培养豁达乐观的生活态度；不可过度劳神，避免过度紧张，保持稳定平和的心态。

2）生活起居调治：气虚证为主的亚健康人群由于卫阳不足易于感受外邪，故应注意保暖，防止劳汗当风、外邪侵袭。由于劳则气耗，因此气虚证的亚健康人群尤当注意不可过于劳作，以免更伤正气。此外，由于热则耗气，故其夏当避暑；冬当避寒，以防感冒。

3）饮食调治：饮食方面，气虚证的亚健康人群应注意定时定量，全面均衡，多食具有补气作用的食物，要选性平味甘或甘温之物，如糯米、粳米、荞麦、栗子、白扁豆、山药、南瓜、猴头菇、大枣、野猪肉、乳鸽、鹌鹑、饴糖等，忌吃破气耗气之物，如山楂、槟榔、大蒜、萝卜缨、香菜、大头菜、胡椒、紫苏叶、薄荷、荷叶等。

➢药膳方面，有些食物具有健脾益气的功效，合理烹饪后可起到"药食同源"的作用，如人参、太子参、西洋参、党参、黄芪、白术、黄精、紫河车、山药等，或有些中药材和食物巧妙地烹饪加工后，也可起到药膳防治的作用。

黄芪山药粥

【原料】黄芪、山药、麦冬、白术各20克，粳米50～100克，冰糖适量。

【制法】将以上材料入砂锅熬粥。

【功效】益气养阴，健脾养胃，清心安神。本品适用于气虚伴随口干咽燥、气阴虚症状者。

黄芪老鸭汤

【原料】黄芪 30 克，沙参 50 克，老鸭 1 只。

【制法】老鸭剁块焯水，油锅爆炒后倒入料酒，炒出香味，将浸泡好的沙参、黄芪用净布包起，同老鸭一同放入砂锅，以文火微煲，直至酥软，加入调料上桌即可食用。

【功效】益气养阴，补中安脏，清火解热。本品适用于气虚伴随口干咽燥、气阴虚症状者。

黄芪薏苡仁粥

【原料】黄芪 30 克，薏苡仁 60 克，白茅根 60 克，粳米 100 克，冰糖适量。

【制法】将浸泡好的白茅根、黄芪用净布包好，与洗净的薏苡仁、粳米一同放入砂锅内煮粥，待熟后加入冰糖，拌匀即可食用。

【功效】益气清热，祛湿解暑。本品适用于气虚伴随湿邪内阻者。

党参黄芪乳鸽汤

【原料】乳鸽 2 只，党参 60 克，黄芪 30 克，大枣 5 个，猪瘦肉 150 克，生姜 2～3 片，调料适量。

【制法】党参、黄芪、大枣（去核）洗净，稍浸泡；猪瘦肉洗净，整块不用刀切；乳鸽洗净后切块。将所有材料放进瓦罐内，加入清水 3000 毫升，武火煲沸后，改为文火煲，直至酥软，调入适量食盐和少许生油便可。

【功效】补中益气，调和脾胃。本品适用于脾胃气虚者。

黄芪童子鸡

【原料】黄芪 9 克，童子鸡 1 只，葱、姜、盐、黄酒少许。

【制法】童子鸡洗净，黄芪用纱布袋包好，取一根细线扎紧袋口。将所有材料置于锅内，加适量水煮汤。待童子鸡煮熟后，拿出黄芪包，加入盐、黄酒调味，即可食用。

【功效】益气补虚。本品适用于各种气虚证人群。

西洋参芡实排骨汤

【原料】西洋参 25 克，怀山药、芡实各 50 克，陈皮 10 克，猪排骨500 克，生姜 2～3 片。

【制法】猪排骨洗净，斩为大块状，并用刀背敲裂排骨；同时将西洋参、怀山药、芡实、陈皮洗净，纱布封包。将所有材料放进瓦煲内，加入清水 3000 毫升，武火煲沸后改文火煲约 3 小时，调入适量盐和油便可。

【功效】益气养阴，消除疲劳。本品适用于气虚伴口干咽燥气阴虚人群。

人参鸡汤

【原料】散养鸡 1 只（约 1000 克），糯米 50 克，白参 3 克，黄芪10 克，甘草 6 克，枸杞子 10 克，大枣 3 枚，鲜栗子 15 克，白果 10 克，红皮洋葱 25 克，大蒜 8 克，细葱、生姜、盐、胡椒粉各适量。

【制法】先将糯米提前一夜浸泡。然后把大枣去核、栗子剖半、生姜切片。鸡洗净后，把糯米和栗子仁、大枣、白果放入鸡肚内，用细葱捆好。然后将鸡放入砂锅内，加适量清水用中火煮开后，放入人参、黄芪、甘草、枸杞子、生姜、洋葱、大蒜，继续用中火炖 1 小时，最后放入盐、胡椒粉调味即可食用。

【功效】补气补虚。本品适用于各种气虚证人群。

山药云苓瘦肉汤

【原料】怀山药 50 克，云苓 25 克，蜜枣 4 个，猪瘦肉 500 克，猪碎骨 500 克，生姜 3 片。

【制法】怀山药、云苓、蜜枣洗净浸泡；猪瘦肉、猪碎骨洗净，猪瘦肉整块不切。将所有材料放进瓦煲内，加入清水 3000 毫升，武火煲沸后改文火煲 3 小时，调入适量盐、油便可。

【功效】补气健脾，祛湿利水。本品适用于脾虚湿阻人群。

红景天芪枣炖瘦肉

【原料】红景天 9 克，黄芪 15 克，莲子肉 10 克，大枣 5 枚，猪瘦肉 300 克。

【制法】猪瘦肉洗净切块，与洗净的红景天、黄芪、莲子肉、大枣一同放入砂锅，加适量清水，武火煮沸后改文火熬煮 1 小时。

【功效】补气养心，益气养血。本品适用于气血两虚人群。

怀山北芪玉米汤

【原料】怀山药（干品）20 克，北黄芪 15 克，甜玉米 2 根，猪展肉 400 克。

【制法】北黄芪和怀山药洗净，甜玉米去衣、洗净、切段，猪展肉洗净、切块，氽水捞起。在瓦煲中倒入 3000 毫升水，烧开，放入所有材料，武火煮沸后改文火煲 1.5 小时，最后加少许盐调味饮用。

【功效】补脾健胃，补肺益气，生津利水。本品适用于肺脾胃皆气虚者。

党参猪蹄汤

【原料】党参 25 克，猪蹄 1 只，黄酒适量。

【制法】猪蹄洗净、劈开，入热油锅内煸炒，烹上黄酒，加水后撒上党参，以文火煨至肉熟汤浓，分次吃猪蹄喝汤。

【功效】补肺胃，益气血，强筋骨。本品适用于各种气虚证人群。

山药鲫鱼汤

【原料】鲫鱼 500 克，山药 50 克，糯米 10 克，花生油 35 克，料酒 5 克，大葱 10 克，盐 8 克，葱花、麻油适量。

【制法】鲫鱼洗净，加入少许精盐稍腌一会儿。山药去皮，洗净，切成片。锅内倒入花生油烧热，放入鲫鱼两面煎一下，烹入料酒，加糯米、山药煮熟，撒上盐、葱花，淋上麻油即可。

【功效】益气健脾，利尿消肿，清热解毒。本品适用于气血两虚者。

➢药茶方面，气虚证者可选用一些健脾益气的中药，如人参、党参、黄芪、白术、山药、大枣等。

玉屏风茶

【原料】党参6克，黄芪15克，白术8克，防风6克。

【制法】将以上药物放入锅中，加1000毫升水以武火加热煮沸后，续煮10分钟即可关火，趁热饮用。

【功效】益气固表止汗。本品适用于气虚证伴自汗、易感冒者。

参麦茶

【原料】太子参9克，浮小麦15克。

【制法】将太子参、浮小麦加水煎煮30分钟，代茶饮用。

【功效】益气敛汗。本品适用于气虚证伴自汗、易感冒者。

党参大枣茶

【原料】党参20克，红茶3克，大枣10~20枚。

【制法】将党参、大枣加水煎煮30分钟，冲泡红茶饮用。

【功效】补脾益气，生津和胃。本品适用于各种气虚证者。

黄芪茶

【原料】生黄芪15~30克，大枣30克。

【制法】将生黄芪、大枣加水煎煮30分钟，代茶饮用。

【功效】补气升阳，固表止汗，健脾养血。本品适用于气虚不固人群。

4）经络腧穴调治：由于人体之气的生成与肺、脾、肾三脏有着密切的关系，气虚证的亚健康人群往往正气不足，尤其是肺、脾、肾功能低下，所以经络腧穴保健应以补益气血为原则，气虚证者可经常做头部、面部、脚部保健按摩，并坚持按摩和艾灸足三里、百会、关元、气海、肺俞、脾俞、膻中、太渊、太白、气穴等穴位。

5）运动功法调治：由于气虚证的亚健康人群往往喜静恶动，不利于气血的运行，而运动有助于气血通达周身。然而由于该类人群自身体能偏低，过度运动会导致疲劳、咳喘、眩晕等不良反应。因此，气虚证的亚健康人群在运动方面应遵循"量力而行，适可而止，循序渐进，贵在坚持"的基本原则，可选择一些比较柔缓的体育运动，如散步、慢跑、保健操及舞蹈等，尤其适宜练太极拳、太极剑、八段锦等。这类人群在运动时应采取低强度、多次数的方式，每次运动的时间不宜过长，强度不宜过强，做到"形劳而不倦"，多进行四肢柔韧性的训练，如伸腰、压腿等，注意呼吸深度和呼吸的均匀平稳，避免猛力和长久憋气。

气虚证者晨起或晚间锻炼时，要避免大运动量的活动，以免汗出过多，气随汗而耗散；可在空气清新的地方进行深呼吸锻炼，以增加肺活量；饭后或睡前摩腹，有利于脾气运化功能的正常发挥；摩擦腰部，以强壮肾气。

6）中药干预

人参归脾丸

【主要成分】人参、白术、黄芪、甘草、茯苓、远志、酸枣仁、龙眼肉、当归、木香、大枣。

【功能】益气补血，健脾养心。

【适宜人群】以气虚证为主的亚健康人群及疲倦乏力、食欲不振、多梦易醒等心脾两虚证者。

补中益气汤

内容见"无症状性蛋白尿的亚健康调治"，不再赘述。

六君子汤

【主要成分】半夏、陈皮、党参、白术、茯苓、甘草。

【功能】健脾燥湿。

【适宜人群】以气虚证为主的亚健康人群及神疲乏力、四肢困重、纳呆便溏等脾虚湿困者。

玉屏风散

内容见"无症状性蛋白尿的亚健康调治"，不再赘述。

参苓白术散

【主要成分】党参、白术、茯苓、白扁豆、莲子肉、山药、砂仁、薏苡仁、桔梗。

【功能】益气健脾，渗湿止泻。

【适宜人群】以气虚证为主的亚健康人群及易腹泻而形体瘦弱者。

（2）血虚证：是指由于血液亏虚，不能濡养脏腑、经络、组织，以面、睑、唇、舌色白，脉细为主要表现的虚弱证候，常见表现为面色淡白或萎黄，眼睑、口唇、舌质、爪甲的颜色淡白，头晕，或见眼花、两目干涩、心悸、多梦、健忘、神疲、手足发麻，或妇女月经量少、色淡、延期甚或经闭，脉细无力等。

1）生活起居调治：以血虚证为主的亚健康人群由于机体的脏腑功能低下，导致免疫力下降，易于感受外邪，因此应注意保暖，防止劳汗当风、外邪侵袭。此外由于劳则耗气伤阴，所以血虚证的亚健康人群尤当注意不可过于劳作，以免更伤正气。

2）饮食调治：饮食方面，血虚证者应注意定时定量，全面均衡，多食具有补血作用的食物，此外鉴于"气为血之帅，血为气之母""有形之血不能速生，无形之气所当急固"，有形之血生于无形之气，因此补血的同时不忘补气，如糯米、粳米、荞麦、栗子、白扁豆、山药、南瓜、猴头菇、大枣、野猪肉、乳鸽、鹌鹑、饴糖等食物均有补气兼补血的功用，忌吃破气耗气之物，如山楂、槟榔、大蒜、萝卜缨、香菜、大头菜、胡椒、紫苏叶、薄荷、荷叶等。

➤药膳方面，有些食物具有养血生血、健脾益气的功效，合理烹饪后可起到"药食同源"的作用，如熟地黄、桑椹、何首乌、阿胶、当归、龙眼肉、人参、太子参、西洋参、党参、黄芪、白术、黄精、紫河车、山药等，或有些中药材和食物巧妙地烹饪加工后，也可起到药膳防治的作用，举例如下。

红枣糯米粥

【原料】山药 40 克，薏苡仁 50 克，荸荠粉 10 克，大枣 50 克，糯米 250 克，白糖适量。

【制法】先将薏苡仁洗净入锅内注入清水适量，置火上煮至开裂时，再将糯米、大枣洗净后同时下锅中煮至米烂；山药打成粉末，待米烂时，边搅边放入锅内，约隔 20 分钟后，再将荸荠粉搅入锅内，搅匀后即可停止加热，调入白糖适量。

【功效】补气血，健脾胃，利水湿。本品适用于气血虚伴随湿邪内阻人群。

参枣米饭

【原料】党参 15 克，糯米 250 克，大枣 30 克，白糖适量。

【制法】将党参、大枣煎取药汁备用，然后将糯米淘净后加水适量煮熟，扣入碗中，再将煮好的党参、大枣摆在饭面上；最后加白糖于药汁中，煎成浓汁，倾倒在枣饭面上即成，空腹食用。

【功效】益气补中，养血宁神。本品适用于气血两虚伴心神不宁人群。

花生衣红枣汁

【原料】花生米 100 克，干红枣 50 克，红糖适量。

【制法】花生米温水泡半小时，去皮；红枣洗净后以温水泡发，与花生米同放锅内，注入花生米水，酌加清水，文火煎半小时，捞去花生衣，加红糖适量饮汁吃枣，每日 3 次。

【功效】养血补血，健脾益气。本品适用于各种血虚证人群。

当归羊肉羹

【原料】当归 15 克，黄芪 25 克，党参 25 克，羊肉 500 克，葱、生姜、料酒、鸡精、食盐适量。

【制法】羊肉洗净，当归、黄芪、党参装入纱布袋内，扎好口，与葱、姜、盐、料酒一起放入砂锅，加水适量，置武火上烧沸，再用文火煨炖，直至羊肉熟烂，加入鸡精调味即成。

【功效】养血补虚，散寒止痛。本品适用于血虚有寒伴四肢疼痛者。

参归猪肝汤

【原料】猪肝 250 克，党参 15 克，当归 15 克，枣仁 10 克，生姜、葱白、料酒、食盐、鸡精、水豆粉适量。

【制法】先将党参、当归身洗净切薄片，枣仁洗净打碎，加清水适量煮后取汤，然后将猪肝切片，与料酒、食盐、鸡精、水豆粉拌匀，放入汤内煮至肝片散开，加入拍破的生姜，切断的葱白，盛入盒内蒸 15～20 分钟。食肝片饮汤。

【功效】补血宁神。本品适用于心肝血虚伴心悸、失眠、面色萎黄者。

归参山药猪腰

【原料】当归 10 克，党参 10 克，山药 10 克，猪腰 500 克，酱油、醋、姜丝、蒜末、香油适量。

【制法】将猪腰切开，剔去筋膜、肾盂，洗净。党参、当归、山药装入纱布袋内，扎紧口，同放锅内，加水适量清炖至猪腰熟透，捞出猪腰，冷却后，切成薄片，放在盘子里。拌入酱油、醋、姜丝、蒜末、香油即可。

【功效】养血，补气，益肾。本品适用于气血亏损者伴肾虚之心悸、气短、腰酸痛、失眠自汗等。

生地蒸乌鸡

【原料】乌雌鸡 1 只，生地黄 250 克，饴糖 250 克。

【制法】将乌雌鸡洗净去内脏，生地黄洗净后切成细条，与饴糖拌和均匀，纳入鸡腹内，将乌雌鸡隔水蒸熟，取出，食肉饮汁。

【功效】补血益阴。本品适用于血虚阴亏而见四肢倦怠、肌肉消瘦、食减、神疲、心烦内热，或潮热盗汗、消渴等症者。

芪归猪蹄汤

【原料】党参、当归、黄芪各 30 克，通草 9 克，猪蹄 2 只，虾米 30 克。

【制法】将党参、当归、黄芪、通草装入纱布袋内，扎口，与猪蹄、虾米一同入砂锅内加水煮熟后，加盐调味，食肉饮汤。

【功效】补气养血，通经下乳。本品适用于气血亏虚所致的头晕目眩、心悸、失眠、多梦、神疲乏力及产后气血亏虚、乳汁不足、体虚自汗者。

宝鸡汤

【原料】猪肉、猪杂骨各 750 克，党参、茯苓、白术、白芍各 5 克，熟地黄、当归各 7.5 克，川芎 3 克，炙甘草 3 克，母鸡 1 只（约重 1000 克），调料适量。

【制法】将上述诸药装纱布袋内，扎口；猪杂骨锤破，猪肉、鸡洗净同放锅内，加水，用武火烧沸后，撇去浮沫，加拍破之葱、姜及黄酒，转用文火炖至肉烂。弃药袋，捞出鸡和猪肉，分别切成小块，再放锅内，加盐、鸡精，佐餐服食。

【功效】调补气血，健脾益胃。本品适用于气血两虚、面色萎黄、食欲不振、四肢乏力等症者。

归参黄鳝

【原料】黄鳝 500 克，当归、党参各 15 克，调料适量。

【制法】黄鳝洗净去丝，当归、党参入纱布袋，扎口；三者同放锅内，加清水适量，武火烧沸，去浮沫，加黄酒，转文火煮熬 1 小时，去药袋，加盐、鸡精调味，食黄鳝饮汤。

【功效】补益气血。本品适用人群同"宝鸡汤"。

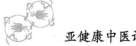 地黄甜鸡

【原料】生地黄 250 克，母鸡 1 只，饴糖 150 克，桂圆肉 30 克，大枣 5 枚。

【制法】先将母鸡洗净剖腹去内脏后于沸水锅内略焯片刻，捞出沥干备用。将生地黄洗净切丝，桂圆肉洗净撕碎后与生地黄丝混合均匀后再掺入饴糖，调拌后塞入鸡腹内，大枣洗净去核备用。将鸡腹部朝下置于罐子内，大枣放置于鸡周围，灌米汤入罐内，用湿绵纸封好罐口，然后于武火上笼蒸 2～3 小时，待其熟烂后，起出揭去封纸，加白糖调味即可。

【功效】滋阴养血，益气生津。本品适用于阴血不足而见失眠、心悸心慌、潮热盗汗等症者。

参归炖猪心

【原料】猪心 1 个，人参 15 克，当归 10 克，葱、姜、盐、料酒适量。

【制法】人参、当归清水洗净，猪心洗净去血水。同入砂锅炖熟，吃猪心饮汤汁。

【功效】养血安神。本品适用于气血不足之心神不安、失眠多梦、惊悸健忘等症者。

➤药茶方面，血虚证者可选用一些具有养阴补血及益气健脾的中药，如熟地黄、当归、阿胶、龙眼肉、人参、党参、黄芪、白术、山药、大枣等。

党参大枣茶

【原料】党参 20 克，红茶 3 克，大枣 10～20 枚。

【制法】将党参、大枣加水煎煮 30 分钟，冲泡红茶饮用。

【功效】补益气血。本品适用于气血不足之心神不安、神疲乏力、健忘惊悸等症者。

当归黄芪茶

【原料】生黄芪 15～30 克，大枣 30 克，当归 20 克。

【制法】将生黄芪、大枣、当归加水煎煮 30 分钟，代茶饮用。

【功效】补气养血。本品适用于气血两虚而见头晕、神疲、健忘等症者。

3）运动功法调治：血虚证的亚健康人群运动时应遵循"量力而行，适可而止，循序渐进，贵在坚持"的基本原则，可选择一些比较柔缓的体育运动，如散步、慢跑、保健操及舞蹈等，尤其适宜练太极拳、太极剑、八段锦等。此类人群运动时应采取低强度、多次数的运动方式，每次运动的时间不宜过长，强度不宜过强，做到"形劳而不倦"，多进行四肢柔韧性的训练，如伸腰、压腿等，注意呼吸深度和呼吸的均匀平稳，避免猛力和长久憋气。

4）中药干预

人参归脾丸

【主要成分】人参、白术、黄芪、甘草、茯苓、远志、酸枣仁、龙眼肉、当归、木香、大枣。

【功能】益气补血，健脾养心。

【适宜人群】以血虚证为主的亚健康人群及疲倦乏力、食欲不振、多梦易醒等心脾两虚证者。

四物汤

【主要成分】当归、熟地黄、白芍、川芎。

【功能】养血补血。

【适宜人群】以血虚证为主的亚健康人群伴面色淡白或萎黄，眼睑、口唇、舌质、爪甲的颜色淡白，头晕，或见眼花、两目干涩、心悸、多梦、健忘、神疲、手足发麻，或妇女月经量少、色淡、延期甚或经闭，脉细无力等。

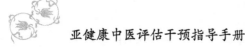 八珍汤

【主要成分】当归、熟地黄、白芍、川芎、党参、白术、茯苓、炙甘草。

【功能】补气养血。

【适宜人群】以血虚证为主的亚健康人群及神疲乏力、四肢困重、纳呆便溏等气虚者。

（3）阴虚证：阴虚证的亚健康人群由于体内津液、精血等阴液亏少，以阴虚内热等表现为主要特征，如手足心热，平素易口干咽燥，鼻微干、口渴喜冷饮、大便干燥、面色潮红、有烘热感、两目干涩、视物模糊、唇红微干、皮肤偏干、易生皱纹、眩晕耳鸣、睡眠差、小便短少、脉细弦或数。

1）精神情志调治：阴虚之人由于身体内阴液缺乏而容易虚火上扰，常表现为性情急躁、外向好动、过于活泼、时常心烦易怒，这些情绪特点反而更易加重虚火的上扰，加速消耗阴血，助生燥热，加重阴虚证，形成恶性循环。因此这类人群平时宜克制情绪，遇事冷静，安神定志，舒缓情志，学会正确地对待喜与忧、苦与乐、顺与逆，保持稳定的心态；可以用练书法、下棋来怡情悦性，用旅游来寄情山水、陶冶情操；平时可以多听一些曲调舒缓、轻柔、抒情的音乐。

2）生活起居调治：以阴虚证为主的亚健康人群由于阴不制阳而阳气易亢，因此其应保证充足的睡眠时间，以藏养阴气；尽量避免工作紧张、熬夜、剧烈运动、高温酷暑的工作环境；特别是冬季，更要注意保护阴精，节制房事，惜阴保精。

3）饮食调治：饮食方面，以阴虚证为主的亚健康人群应注意定时定量，全面均衡，多食具有滋阴作用的食物，要选味甘性寒凉之物，如芝麻、糯米、绿豆、乌贼、龟、鳖、海参、鲍鱼、螃蟹、牛奶、牡蛎、蛤蜊、海蜇、鸭肉、猪皮、豆腐、甘蔗、桃子、银耳、蔬菜、水果等；少食辛辣、温热食物，如羊肉、狗肉、葱、姜、蒜、韭菜、薤白、辣椒等，以免助热伤阴。还应忌吃或少吃炒花生、炒黄豆、炒瓜子、锅巴、爆米花、荔枝、龙眼肉、佛手柑、杨梅、芥菜、砂仁、荜茇、草豆蔻、

肉桂、白豆蔻、大茴香、小茴香、丁香、薄荷、红参、肉苁蓉、锁阳等。同时还应戒酒，因为饮酒伤阴，会加重内热。此外，阴虚证的亚健康人群可以适当食用具有清热作用的食物，如芹菜、香蕉、西瓜、冬瓜、菊花、板蓝根、苋菜、绿豆芽、黄豆、小米、荞麦等。另外，此类人群尤其应该注重夏秋时节食养，由于夏热秋燥，而阴虚者有着耐寒不耐热燥的特点，因此要注重夏秋季节的饮食选择。夏季气温较高，人体水分流失较多，阴虚者更易缺水，因此夏季饮食宜以清淡、滋补、去热为主，多食夏季新鲜蔬果，同时饮食应以汤、羹、汁、粥等汤水较多的膳食为主，少吃辣椒、肥肉等食物。

➤药膳方面，有些食物具有滋阴清热的功效，合理烹饪后可起到"药食同源"的作用，如芝麻、桑椹、枸杞子、黑豆、梨、荸荠、莲藕、蜂蜜、牛乳、枇杷、冰糖、银耳、菱角、荔枝、山药、葡萄、黄鳝等，或有些中药材和食物巧妙地烹饪加工后，也可起到药膳防治的作用。

莲子百合煲瘦肉

【原料】莲子 20 克，百合 20 克，猪瘦肉 100 克，盐适量。

【制法】将上述材料加水适量同煲，待肉熟烂后用盐调味食用，每日 1 次。

【功效】清心润肺，益气安神。本品适用于阴虚证而见干咳、失眠、心烦、心悸等症者。

蜂蜜蒸百合

【原料】百合 120 克，蜂蜜 30 克。

【制法】将百合、蜂蜜拌匀，蒸至其熟软。时含数片，咽津，嚼食。

【功效】补肺润燥，清热。本品适用于肺热烦闷或燥热咳嗽、咽喉干痛等症者。

芡实老鸭

【原料】芡实 300 克、老鸭 1 只，葱、姜、盐等各适量。

【制法】老鸭洗净切块，与其余材料一同入锅，加适量水，武火烧开后换文火煮至鸭肉酥烂即可食用。

【功效】益肾固精，补脾止泻，祛湿止带。本品适用于肾阴虚伴肾精不固而见遗精等症者。

甲鱼二子汤

【原料】甲鱼1只，女贞子、枸杞子各20克。

【制法】甲鱼与女贞子、枸杞子同煮汤，调味后食甲鱼饮汤，连食数剂。

【功效】滋补肾阴。本品用于肝肾阴虚所致的腰痛、遗精、头晕、眼花等症者。

秋梨燕窝

【原料】秋白梨2个，燕窝5克，冰糖10克。

【制法】秋白梨切掉两端，去核，将燕窝、冰糖同放于梨中，用切下的柄端盖好，以竹签固定，略加水蒸熟，每日早晨食用。

【功效】滋阴润肺化痰。本品适用于肺阴亏虚而见干咳等症者。

石斛花生米

【原料】鲜石斛50克，花生米500克，盐6克，大茴香、山奈各3克。

【制法】鲜石斛用水洗净，切成1厘米的节；花生米择去霉烂颗粒，用水洗净，沥去水气。锅内加入清水适量，放入盐、大茴香、山奈，待食盐溶化后把花生米和鲜石斛倒入锅内，武火烧沸后改文火煮约1.5小时，待花生米入口成粉质时即成。

【功效】滋阴养肺，清热生津。本品适合阴虚伴咽干口燥、双目干涩者。

百合生梨饮

【原料】百合30克，生梨1只，冰糖30克。

【制法】生梨切成片，与百合加水共煎，放入冰糖至溶化，即可食用。每日1剂，不拘时饮之。

【功效】滋阴润燥，养心安神。本品适用于阴虚伴咽干口燥、干咳等症者。

沙参山药粥

【原料】沙参、山药、莲子、葡萄干各 20 克，粳米 50 克，糖适量。

【制法】先将山药切成小片，与莲子、沙参一起泡透后，再加入其他材料，放入砂锅内加水用火煮沸后，再用文火熬成粥。

【功效】益气养阴，健脾养胃，清心安神。本品适用于阴虚而伴食少失眠等症者。

沙参老鸭汤

【原料】沙参 50 克，老鸭 1 只。

【制法】老鸭剁块，焯水，油锅爆炒入料酒，炒出香味，将浸泡好的沙参用净布包好，放入砂锅内同老鸭一同文火微煲，直至酥软，加入调料上桌即可食之。

【功效】益气养阴，补中安脏，清火解热。本品适用于阴虚而伴口燥、咽干者。

沙参薏苡仁粥

【原料】沙参 30 克，绿豆 50 克，薏苡仁 30 克，粳米 100 克，冰糖适量。

【制法】把沙参、绿豆、薏苡仁、粳米洗净，用砂锅煮粥，熟后再加入冰糖，拌匀即可食用。

【功效】养阴清热，祛湿解暑。本品适用于阴虚而伴湿阻者。

黑豆枸杞粥

【原料】黑豆 100 克，枸杞子 5 克，大枣 10 枚。

【制法】黑豆、枸杞子、大枣一起放入锅内，加水适量，用武火煮沸后，改用文火熬至黑豆烂熟即可。

【功效】滋补阴精。本品适用于各类阴虚证人群。

➤药茶方面，阴虚证者可选用一些具有滋阴清热作用的中药，如麦冬、莲子心、玉竹、菊花、桑叶等，举例如下。

冰糖银耳茶

【原料】银耳20克，茶叶5克，冰糖20克。

【制法】先将银耳洗净，加水与冰糖（勿用绵白糖）炖熟。另将茶叶泡5分钟，取汁和入银耳汤，搅拌均匀服用。

【功效】滋阴降火，润肺止咳。本品适用于肺阴亏虚而见干咳者。

莲心茶

【原料】麦冬12克，莲子心3克，绿茶3克。

【制法】将所有材料以沸水冲泡饮用，每日1剂，不拘时饮用

【功效】养阴清火。本品适用于心阴亏虚而见失眠、口疮等症者。

玉竹茶

【原料】玉竹10克，绿茶3克。

【制法】将玉竹、绿茶用300毫升开水冲泡后饮用，可酌量加冰糖。

【功效】养阴润燥，除烦止渴。本品适用于阴虚而见口干咽燥者。

二参茶

内容见"糖尿病前期的亚健康调治"，不再赘述。

益阴茶

内容见"糖尿病前期的亚健康调治"，不再赘述。

麦冬茶

【原料】麦冬、地骨皮、小麦各30克。

【制法】将以上药物捣碎或研末，置入保温瓶中，用沸水冲泡盖焖15～30分钟后代茶频饮，一日内服用完。

【功效】养阴清热。本品适用于阴虚内热所致的骨蒸潮热，或肢体烦热、食欲缺乏、口干咽燥，或夜间发热等症者。

人参固本茶

内容见"糖尿病前期的亚健康调治"，不再赘述。

增液益阴茶

【原料】玉竹、麦冬、生地黄、沙参各12克。

【制法】将以上药物捣碎或研末，置入保温瓶中，用沸水冲泡盖焖15～30分钟后代茶频饮，一日内服用完。

【功效】益气养阴，扶正固本。本品适用于阴虚内热而表现为午后或夜间加重，口燥咽干、大便干燥等症者。

女贞桑椹茶

【原料】女贞子12克，桑椹、制首乌各15克，旱莲草10克。

【制法】将以上药物捣碎或研末，置入保温瓶中，用沸水冲泡盖焖15～30分钟后代茶频饮，一日内服用完。

【功效】滋养肝肾。本品适用于肝肾阴虚所致的疲劳失眠、心烦潮热、头晕目眩、双目干涩、腰膝酸软等症者。

4）经络腧穴调治：阴虚证的亚健康人群如身体不适，针灸并不是首选的治疗手段，因为阴虚的亚健康人群一般在针灸的时候疼痛感比较明显。可以通过刺激一些具有养阴生津作用的穴位，如三阴交、太溪、照海、太冲、太溪、肺俞、肾俞、涌泉等，对这些穴位进行刮痧或穴位按压等，以达到滋阴降火的目的。

5）运动功法调治：阴虚证的亚健康人群由于体内津液、精血等阴液亏少，所以该类人群只适合做中小强度、间断性的运动锻炼，应重点调养肝肾之功，如太极拳、太极剑、八段锦等动静结合的传统健身项目。此外该类人群由于阴虚常伴阳气偏亢，故不宜进行剧烈运动，应避免大强度、大运动量的锻炼形式，避免在炎热的夏天或闷热的环境中运动，以免出汗过多，损伤阴液。阴虚证者锻炼时要控制出汗量，以微微出汗为妙，及时补充水分。皮肤干燥甚者可多游泳，不宜洗桑拿。

6）中药干预

当归六黄汤

【主要成分】当归、黄芩、黄连、黄柏、熟地黄、生地黄、黄芪。

【功能】滋阴清热，固表止汗。

【适宜人群】阴虚火旺所致的自汗盗汗，五心烦热，或兼午后潮热、两颧色红、口渴，舌红少苔者。

天王补心丹

【主要成分】人参、茯苓、玄参、丹参、桔梗、远志、当归、五味子、麦冬、天冬、柏子仁、酸枣仁、生地黄。

【功能】滋阴清热，养血安神。

【适宜人群】阴虚血少所致的虚烦失眠、神疲健忘，或梦遗、手足心热、口舌生疮、大便干结、舌红少苔、脉细数者。

增液汤

【主要成分】玄参、麦冬、生地黄。

【功能】增液润燥。

【适宜人群】阴液亏虚所致的大便秘结、口渴、舌干红，脉细数或沉而无力者。

百合固金汤

【主要成分】熟地黄、生地黄、当归身、白芍、甘草、桔梗、玄参、贝母、麦冬、百合。

【功能】养阴润肺，化痰止咳。

【适宜人群】肺肾阴亏、虚火上炎而见咽干鼻燥、干咳气喘者。

（4）阳虚证：阳虚证的亚健康人群由于阳气不足、失于温煦而以形寒肢冷等虚寒表现为主要特征，如平素畏冷、面色㿠白、目胞晦暗、口唇色淡、毛发易落、易出汗、手足不温、喜热饮食、精神不振、睡眠偏多、大便溏薄、小便清长，舌淡胖嫩边有齿痕，苔润，脉沉迟。

1）精神情志调治：由于阳虚之人常表现出情绪不佳、易悲伤，故必须加强精神调养，其应多与别人交谈沟通，主动调整自己的情绪；要善于自我排遣或向他人倾诉，消除不良情绪。此类人群平时可多听一些激扬、高亢、豪迈的音乐，以调动情绪。

2）生活起居调治：以阳虚证为主的亚健康人群平时应多进行户外活动，以舒展阳气，天气湿冷时尽量减少户外活动；注意足下、背部及下腹部的防寒保暖；春夏培补阳气，夏季要避免长时间待在空调房间，不露宿室外，睡觉时不直吹电扇，开空调时室内外温差不要过大，避免在树荫、水亭及过堂风大的过道久停；秋冬避寒就温，多进行日光浴。

3）饮食调治：饮食方面，阳虚证的亚健康人群应多食用甘辛温热补益之品，以温补脾肾阳气为主，可配合辛温发散的食品，以补充身体的热量与阳气，如韭菜、辣椒、葱、生姜、蒜、茴香、胡椒、薤白、海参、虾、草鱼、黄鳝、鳗鱼、羊肉、鹿肉、羊乳、狗肉、桂圆肉、胡桃仁、荔枝、冬虫夏草等，尽量少食苦寒之品，以免加重阳气损耗，如苦瓜、秋葵、鱼腥草、荸荠、绿豆芽、绿豆、豆腐、芹菜、苋菜、茼蒿、茭白、芦笋、莲藕、冬瓜、丝瓜、黄瓜、番茄、茄子、鸭肉、海蜇、螺蛳、蟹、甲鱼、黑鱼、海带、西瓜、梨、香蕉、柿子、甘蔗、猕猴桃、椰子等，忌食所有冰镇饮料、冰激淋等食物。此外阳虚证的亚健康人群中因为阳气不足失于温化导致水液内停而致水肿、痰饮者，应减少食盐的摄入，以减轻水钠潴留引起的水肿、痰饮的加重。

➢药膳方面，有些食物具有辛温助阳的功效，合理烹饪后可起到"药食同源"的作用，如生姜、杜仲、肉桂、核桃、韭菜、冬虫夏草、鹿茸、羊肉、鹅肉、乳鸽等，或有些中药材和食物巧妙地烹饪加工后，也可起到药膳防治的作用。

当归生姜羊肉汤

【原料】当归 20 克，生姜 30 克，羊肉 500 克，盐、黄酒等适量。

【制法】当归泡软切片，生姜切片，羊肉剔去筋膜，放入开水锅中略烫，除去血水后捞出切片。将上述材料一同放入砂锅内，加入清水、黄酒，武火烧沸后撇去浮沫，再改用文火炖至羊肉熟烂，加入盐等调味品食用。

【功效】温中养血，散寒暖肾。本品适用于阳虚证伴血虚有寒而见手足不温、四肢疼痛者。

枸杞杜仲鹿肉汤

【原料】枸杞子 5 克，杜仲 25 克，鹿肉 400 克，大枣 3 个，生姜 5 片。

【制法】将枸杞子、杜仲稍浸泡，洗净；大枣去核；杜仲置于锅中微火慢炒，撒入少许淡盐水，炒至干；将鹿肉洗净切块，置沸水中加生姜稍滚片刻，再洗净。最后将所有材料一起放进瓦煲内，加入清水 2500 毫升，武火煲沸后改为文火煲约 2 小时，调入适量食盐、油便可。

【功效】补肾助阳，益精壮腰。本品适用于肾阳虚而见腰部疼痛、四肢不温等症者。

肉桂鸡肝

【原料】肉桂 5 克，雄鸡肝 1 具，生姜、葱、料酒、鸡精各适量。

【制法】将肉桂洗净，切成长 2 厘米、宽 1 厘米的小块；雄鸡肝洗净，切成 4 片，放入瓦煲内，加入葱、姜、食盐、料酒、清水各适量，炖至鸡肝熟即成，调入鸡精少许。

【功效】温补肾阳。本品适用于肾阳虚而见腰部疼痛、四肢不温等症者。

黄芪羊肚汤

【原料】羊肚 1 个，黄芪 25 克，黑豆 50 克，羊肉汤、胡椒粉、盐各适量。

【制法】将羊肚内的黑皮洗去，切丝；黄芪切片。将所有材料放入锅内，加羊肉汤适量，煮至羊肚熟烂，加盐、胡椒粉调味即可。

【功效】补气升阳，补虚健胃。本品适用于脾胃阳虚而见腹胀、泄泻、胃脘冷痛等症者。

附子粥

【原料】制附子5克，粳米100克，葱白2根，红糖适量。

【制法】将制附子择净，水煎取汁，加粳米煮粥，待熟时调入红糖、葱白末，再煮沸即成。

【功效】温中散寒止痛。本品适用于脾肾阳虚而见脘腹冷痛、喜饮热食等症者。

虾马童子鸡

【原料】公鸡1只（约1000克），海马10克，虾仁20克，盐、料酒、葱、姜、鸡精适量。

【制法】公鸡在开水中约煮5分钟，取出后提出鸡骨，取肉，将虾仁、海马温水洗净，泡10分钟后放在鸡肉上，加葱、姜少许，蒸熟至烂，加入少许鸡精调味。

【功效】温肾壮阳，益气填精，活血。本品适用于肾阳虚而见腰酸冷痛、四肢不温等症者。

核桃羊肉粥

【原料】核桃仁10克，羊肉100克，羊肾1对，粳米100克，葱、姜、盐等调味品适量。

【制法】先将羊肉洗净、切细；羊肾剖开，去筋膜，切细。用粳米煮粥，待沸时放入羊肉、羊肾，煮至粥熟后，加入适量葱、姜、盐等调味品后即可食用。

【功效】温补肾阳，健胃补脑。本品适用于肾阳虚而见腰酸冷痛、四肢不温等症者。

韭菜炒胡桃仁

【原料】韭菜 200 克，胡桃仁 50 克，盐适量。

【制法】胡桃仁开水浸泡去皮，沥干备用；韭菜洗净切成寸段备用。麻油倒入炒锅，烧至七成熟时，加入胡桃仁，炸至焦黄，再加入韭菜、食盐，翻炒至熟。

【功效】补肾助阳，温暖腰膝。本品适用于肾阳虚而见腰酸冷痛、四肢不温等症者。

淫羊藿茯苓炖乳鸽

【原料】淫羊藿、茯苓各 30 克，乳鸽 1 只。

【制法】乳鸽洗净切块，与淫羊藿、茯苓共同放入炖盅内，隔水炖 3 小时，调味，食肉饮汤。

【功效】温补肾阳，补中益气。本品适用于肾阳虚伴脾虚而见脘腹冷痛、喜热饮热食等症者。

益智宝草炖鹅肉

【原料】益智仁 10 克，冬虫夏草 5 克，鹅肉 250 克。

【制法】将鹅肉洗净切块，与益智仁、冬虫夏草共入炖盅内，加适量水，隔水炖 3 小时，调味后吃肉饮汤。

【功效】补肾助阳，温暖脾胃，补肺化痰。本品适用于脾肾阳虚而见腰腹冷痛、大便溏薄等症者。

鹿茸炖鸡

【原料】鹿茸 25 克，母鸡 1 只（约 1000 克），黄酒、盐适量。

【制法】将母鸡洗净切块，和鹿茸、黄酒一同放入炖盅内，先武火煮沸，然后文火炖煮 3 小时至鸡肉烂熟，加盐调味即可食用。

【功效】补肾助阳，补中益气，温通血脉。本品适用于肾阳虚而见腰膝酸软冷痛、下肢不温、大便溏薄等症者。

➢药茶方面举例如下。

龙眼姜枣茶

【原料】龙眼肉 10 克，生姜 5 克，大枣 10 个。

【制法】生姜切片，加水煮沸后改用文火煮 10 分钟。大枣洗净后撕成小块，与切碎的龙眼肉一起，再冲入煮好的生姜水，加盖焖 10 分钟左右，即可代茶饮，可加入红糖或蜂蜜调味。

【功效】温经通络，祛寒回阳，补气血，强体质。本品适用于阳虚兼气血两虚而见神疲、失眠多梦等症者。

陈皮大枣茶

【原料】陈皮、大枣各 10 克，红茶 3 克。

【制法】陈皮切丝，大枣去核，撕成小块，与红茶一起用开水冲泡后饮用。

【功效】益气健脾，暖胃和中。本品适用于胃阳虚而见胃脘冷痛、喜饮热食等症者。

干姜茶

【原料】干姜 10 克，红茶 3 克。

【制法】将干姜的煎煮液泡茶饮用，可再加入红糖或蜂蜜适量调味。

【功效】温中散寒，回阳通脉。本品适用于中焦虚寒而见胃脘冷痛、喜饮热食等症者。

肉桂茶

【原料】肉桂 2 克，红茶 3 克。

【制法】开水泡饮，冲饮至味淡。

【功效】补元阳，暖脾胃，除冷积，通血脉。本品适用于脾肾阳虚而见腰腹冷痛、四肢不温等症者。

寄生艾茶

【原料】桑寄生 5 克，艾叶、阿胶、红茶各 3 克，红糖 10 克。

【制法】将以上药物煎煮液泡茶，加入红糖调味即可。

【功效】补肾，温经，和血。本品适用于肾阳虚而见腰酸疼痛、四肢不温等症者。

4）经络腧穴调治：阳虚质的亚健康人群腧穴保健应以温化水湿、畅通气血、温补阳气为主，可以在三伏天或三九天，尤其在阴历月末的晦日（阴历每月的最后一天，即大月三十日、小月二十九日），也就是最热或最冷的时候，选择 1～2 个温阳穴位用艾条温和灸，可以选择的穴位有神阙、气海、关元、中极、涌泉、大椎、申脉、命门、中脘、中府、太溪、百会，或对以上穴位进行按摩。

5）运动功法调治："动则生阳"，根据中医理论"春夏养阳，秋冬养阴"的观点，阳虚质的亚健康人群的锻炼时间最好选择春夏季，一天中又以阳光充足的上午为最好的时机，其他时间锻炼应当在室内进行。此类人群应该适当进行户外有氧运动，如慢跑、散步、骑自行车、做广播操、跳舞等舒缓柔和的运动，也可采用传统的太极拳、八段锦、五禽戏等功法促进血液循环以改善体质；适当的短距离跑和跳跃运动，如跳绳等可以振奋阳气。运动的原则应遵循"手脚温热、面色红润、微微出汗"，强度不宜过大，每日 30～60 分钟，持之以恒。

6）中药干预

桂附地黄丸

【主要成分】地黄、山茱萸、山药、茯苓、泽泻、牡丹皮、肉桂、附子。

【功能】温补肾阳。

【适宜人群】肾阳不足而见畏寒怕冷、手足不温或伴尿频或夜尿频多者。

附子理中丸

【主要成分】附子（制）、党参、白术（炒）、干姜、甘草。

【功能】温补脾阳。

【适宜人群】脾阳不足所致的脘腹冷痛、呕吐泄泻、手足不温者。

实脾散

【主要成分】厚朴、白术、木瓜、木香、草果仁、大腹子、附子、白茯苓、干姜、甘草。

【功能】温阳健脾，行气利水。

【适宜人群】脾肾阳虚、水气内停之身半以下肿甚，手足不温、口中不渴、胸腹胀满、大便溏薄，舌苔白腻，脉沉弦而迟者。

（5）气郁质：气郁质者在亚健康人群中分布较多，多是由于长期情志不畅、气机郁滞而形成，多以性格内向不稳定、犹豫脆弱、敏感多疑为特点。常见临床表现为平素忧郁面貌，神情多烦闷不乐，也可表现为胸胁胀满或走窜痛，善太息，或嗳气呃逆，或咽喉部异物感，或乳房胀痛、睡眠较差、食欲减退、惊悸怔忡、健忘、痰多、大便偏干、小便正常、舌淡红、苔薄白、脉弦细。

1）精神情志调治：气郁质的人多伴有情绪障碍，可有意识地培养自己开朗、豁达的性格，多参加有益的社会活动，保持社交活动，增加沟通交流的机会，保持情绪疏解放松，及时调节不良情绪。

2）生活起居调治：对于气郁质的亚健康人群，建议其室内常通风，装修宜明快、亮丽，保持心情舒畅；同时，应该保证规律作息，减少熬夜；此外，应多多培养自己的兴趣爱好，可以参与到相关的兴趣爱好组，积极与朋友分享沟通。

3）饮食调治：气郁质的亚健康人群可以选择多食入一些具有理气解郁、调理脾胃功能的食物，如小麦、荞麦、豆豉、刀豆、萝卜、佛手、香橼、茴香、黄花菜、海带、海藻、紫苏、薄荷、柚子、玫瑰花、山楂等。并且疏肝也要兼顾健脾养心，加强饮食调补，健脾养心安神，气郁质者可多吃一些百合、大枣、莲子、牡蛎、龙眼肉。同时郁久化热，耗伤气血，易生内热，所以气郁兼有内热者还应选用一些性凉平和易消化之品以适度清热，但不宜太过寒凉，如冬瓜、黄瓜、丝瓜、豆腐、金针菜、马铃薯、赤小豆、煮花生、生菜、木耳、大白菜、莲藕等。另外，气郁质人群尤其应注意忌食辛辣刺激食物，如辣椒、茴香、葱、蒜、姜、羊肉、牛肉、狗肉等；少食收敛酸涩之物，如乌梅、石榴、青梅、杨梅、酸枣、柠檬等；少食肥甘厚腻之物，如煎炸食品、肥肉、甜食、海鲜等；谨慎食用冰冻寒凉之物，如雪糕、冰激淋、冰冻饮料等。气郁质人群多伴有睡眠障碍，应减少或避免浓茶、咖啡等刺激性饮料的摄入。

➤药膳方面，有些食物具有疏肝理气健脾的功效，合理烹饪后可起到"药食同源"的作用，或有些中药材和食物巧妙地烹饪加工后，也可起到药膳防治的作用。

欢金针解郁汤

【原料】合欢皮（花）15克，云苓12克，郁金10克，浮小麦30克，百合15克，金针菜30克，红枣6个，猪瘦肉150克，生姜2片，盐适量。

【制法】合欢皮（花）、云苓、郁金、浮小麦、百合洗净，稍浸泡；红枣去核；金针菜洗净浸泡，挤干水；猪瘦肉洗净，不必刀切。上几味与生姜放进瓦煲内，加入清水2500毫升（10碗量），武火煲沸后，改为文火煲约2小时，调入适量盐便可。

【功效】解郁忘忧，宁心安神。本品适用于气郁证而见睡眠较差、惊悸怔忡人群。

疏肝粥

【原料】柴胡6克，白芍、枳壳各12克，香附、川芎、陈皮、甘草各3克，粳米50克，白糖适量。

【制法】将上七味中药水煎，取汁去渣，加入粳米煮粥，待粥将成时，加白糖调味。

【功效】疏肝解郁。本品适用于亚健康气郁质人群中以神情抑郁、胸闷不舒为主要特征者。

萝卜菌菇排骨汤

【原料】排骨500克，白萝卜200克，蘑菇50克，金针菇50克，盐、味精、料酒、葱、姜适量。

【制法】排骨切块，洗净后入沸水煮去血水；蘑菇、金针菇洗净；萝卜洗净，切块；姜洗净，切片。汤锅另备水，下排骨、料酒、姜片炖煮，约1小时后放入萝卜块，熟后再放入蘑菇、金针菇，加盐和味精调味，文火焖至萝卜熟透，撒上葱花。

【功效】补肾养血，滋阴润燥，下气消食。本品适用于气郁质而见胸胁胀满、嗳气呃逆、食欲减退等症者。

香菜萝卜生姜汤

【原料】香菜3根，白萝卜1个，生姜2大片，冰糖适量。

【制法】香菜洗净后，摘掉叶子留根茎，白萝卜洗净切片，将香菜、生姜片、白萝卜片，放入锅中，放适量水，加冰糖煮15分钟即可。

【功效】健胃消食，止咳化痰，顺气利尿，清热解毒。本品适用于气郁质而见胸胁胀满嗳气呃逆、食欲减退等症者。

甘麦大枣粥

【原料】小麦、粳米各100克，大枣20克，甘草15克。

【制法】先煎甘草，去渣后放入小麦、粳米及大枣，煮为粥。

【功效】益气宁心安神。本品适用于气郁质而见睡眠较差、惊悸怔忡等人群。

橘皮粥

【原料】橘皮30克，粳米100克，白糖适量。

【制法】橘皮研为细末，锅中放入冷水、粳米，先用武火煮沸，然后改用文火熬煮，至粥将成时，加入橘皮末和白糖，再略煮片刻即可。

【功效】理气化痰，健脾除湿。本品适用于气郁质而见胸胁胀满、咽喉部有异物感、食欲减退等症人群。

玫瑰花鸡肝汤

【原料】玫瑰花10克，银耳15克，茉莉花24朵，鸡肝100克，料酒、姜汁、盐各适量。

【制法】银耳洗净，撕成小片，用清水浸泡；玫瑰花、茉莉花用温水洗净；鸡肝洗净，切成薄片。将水烧沸，先入料酒、姜汁、盐，随即下入银耳、鸡肝，烧沸，撇去浮沫，待鸡肝熟后调味，最后入玫瑰花、茉莉花稍沸即可。

【功效】疏肝解郁，健脾宁心。本品适用于气郁质而见善太息、睡眠较差等症人群。

佛手陈皮蚌肉汤

【原料】佛手、陈皮各 6 克，蚌肉 250 克，琼脂 30 克，蜜枣 6 个，生姜 3 片。

【制法】佛手、陈皮、蜜枣洗净，并陈皮去瓤、蜜枣去核，稍浸泡；蚌肉、琼脂分别浸泡，洗净。将所有材料放进瓦煲内，加入清水 2000 毫升，武火煲沸后改为文火煲 1.5～2 小时，调入适量食盐、油即可。

【功效】行气解郁，清热消痰。本品适用于气郁质而见胸胁胀满、咽喉部有异物感等症人群。

佛手肉片

【原料】佛手 250 克，猪肉 100 克。

【制法】佛手洗净，切成片。在锅内放油烧热，肉片放入锅中翻炒变色后加入佛手片翻炒片刻，放入少许盐、酱油翻炒均匀后出锅食用。

【功效】行气止痛，和胃化痰。本品适用于气郁质而见胸胁胀满或走窜痛、食欲减退、咽喉部有异物感等症人群。

解郁理气鱼

【原料】八月札 30 克，砂仁 1.5 克，黄花菜 30 克，鳊鱼 1 条（约 500 克），葱、姜、盐等各适量。

【制法】八月札、砂仁煎煮 30 分钟后去渣取汁；鳊鱼去鳞及内脏。将黄花菜及鱼下锅并倒入药汁，加适量水，与葱、盐、姜等佐料共煮，熟后食鱼喝汤。

【功效】疏肝理气，健脾和胃，解郁宁神。本品适用于气郁质而见胸胁胀满、善太息、睡眠较差等症人群。

芝麻酱拌莴笋叶

【原料】莴笋叶 250 克，松子仁 30 克，芝麻酱 50 克。

【制法】莴笋叶洗净，在沸水中氽一下即捞入盘中；将松子仁捣烂，调入芝麻酱，与莴笋叶拌匀，可以加入少许酱油和味精调料，佐餐食用。

【功效】消积下气，润肠通便。本品适用于气郁质而见胸胁胀满、大便偏干等症人群。

双花西米露

【原料】玫瑰花20克，茉莉花20克，西米100克，白砂糖适量。

【制法】将玫瑰花、茉莉花置入茶包，用开水冲泡备用。将西米倒入开水中，至文火煮到西米呈半透明状，把西米滤出来。将半熟的西米倒入备好的玫瑰花、茉莉花的水中，略加烧开，根据自己的口味加入适量的糖即可。

【功效】疏肝解郁，暖胃下气。本品适用于气郁质而见胸胁胀满、食欲减退等症人群。

➢药茶方面，气郁质者可选用一些具有疏肝解郁作用的中药，如玫瑰花、薄荷、合欢花等。

三花茶

【原料】茉莉花3克，菊花5克，玫瑰花3克。

【制法】将所有材料用开水冲泡后饮用。

【功效】行气解郁。本品适用于各类气郁质亚健康人群。

佛手香橼茶

【原料】佛手5克（鲜品10克），香橼5克（鲜品10克），桔梗3克，甘草3克。

【制法】将所有材料一同研为粗末（鲜品需捣碎），置入茶包中，用开水冲泡后饮用，冲饮至味淡。

【功效】疏肝解郁，宽中理气，下气消食，健脾养胃。本品适用于气郁质而见胸胁胃脘胀满、食欲减退、嗳气呃逆等症人群。

金橘茶

【原料】金橘3～5颗，话梅2颗，绿茶3克。

【制法】金橘洗净，切成薄片，绿茶冲泡好后，加入金橘片和话梅，待3~5分钟后即可饮用。

【功效】理气解郁，生津消食。本品适用于气郁质而见胃脘胀满、食欲减退、大便偏干等症人群。

 柴郁茶

【原料】柴胡5克，郁金3克，香附3克，白芍3克，橘叶2克，绿茶5克。

【制法】用水煎煮柴胡、郁金、香附、白芍、橘叶至水沸后，冲泡绿茶饮用。

【功效】疏肝解郁，养血活血，散结消痈。本品适用于各类气郁质亚健康人群。

洛神花茶

【原料】干燥洛神花10克，冰糖或蜂蜜适量。

【制法】洛神花置入杯中，用开水冲泡，加盖焖5分钟后，加入冰糖或蜂蜜调味后即可饮用。

【功效】生津养阴，清心除烦，活血补血，消除疲劳。本品适用于气郁质而见睡眠较差等人群。

4）经络腧穴调治：足厥阴肝经的穴位可以调理气机的运行，改善气郁体质，具体可选用太冲、悬钟、人中、行间、肝俞、膈俞、后溪、合谷等。还可以选取足厥阴肝经的循行路线，进行经络敲打，每次敲打1个来回，每日2次，10天为1个疗程。

5）运动功法调治：气郁质人群应多参加运动，户外活动优先，如安排外出旅游或参加群体性体育运动项目，如徒步、慢跑、游泳、瑜伽、广场舞等，也可以选择室内运动，建议参与器械健身、打球、瑜伽、武术等。通过运动，鼓动血气，疏发肝气，出汗后有促进食欲、改善情志的作用。

6）中药干预：药物调理常以香附、乌药、川楝子、小茴香、青皮、郁金等疏肝理气解郁的药为主。血郁加丹参、桃仁；痰郁加半夏、竹茹；

火郁加连翘、栀子；湿郁加苍术、厚朴；食郁加神曲、山楂等。如气郁质易患梅核气者，选用半夏厚朴汤；易患失眠者，选用逍遥散；易患抑郁症者，选用柴胡加龙骨牡蛎汤加减；易患脏躁者，选用甘麦大枣汤加味；易患百合病者，选用百合地黄汤加味。调理应注意理气不宜过燥，养阴不宜过腻，用药不宜峻猛；同时提倡情志相胜。中药足浴可选用以下方药。

解忧方

【原料】金橘叶 30 克，郁金 30 克，川芎 15 克。

【制法】将所有材料一同放入锅中，加水适量，煎煮 2 次，每次 30 分钟，合并滤液，倒入足浴器中，先熏蒸再足浴，每晚 1 次，10 天为 1 个疗程。

【功效】疏肝解郁，理气通络。

顺气方

【原料】橘皮 30 克，橘核 15 克，橘络 5 克。

【制法】同"解忧方"。

【功效】同"解忧方"。

消气方

【原料】柴胡 30 克，青皮 30 克，薄荷 10 克。

【制法】同"解忧方"。

【功效】同"解忧方"。

（6）血瘀质：是指体内有血液运行不畅的倾向或瘀血内阻的病理基础，以血瘀表现为主要特征的体质状态。血瘀质者主要表现为平素面色晦暗，皮肤偏暗或色素沉着，容易出现瘀斑，易患疼痛，口唇暗淡或紫，舌质暗有瘀点或片状瘀斑，舌下静脉曲张，脉细涩或结代；也常见眼眶暗黑、鼻部暗滞、发易脱落，肌肤干或甲错，女性多见痛经、闭经，或经色紫黑有块，或崩漏。

1）精神情志调治：血瘀质者在精神调养上，要注意培养乐观的心态。精神愉快则气血和畅，血液流通，有利于血瘀体质的改善。反之，此种体质者若陷入苦闷、忧郁情绪中则会加重血瘀倾向。保持心情的舒畅对健康十分重要，因此血瘀质者可多听一些抒情柔缓的音乐来调节情绪。

2）生活起居调治：血瘀质者有血行不畅的倾向，血得温则行、得寒则凝，因此，血瘀质者要避免寒冷刺激，天气寒凉时注意保暖，居室也尽量保持温暖，外出活动锻炼以早晨 9 点后或下午为宜；日常生活中也应注意动静结合，不可贪图安逸而加重气血瘀滞。

3）饮食调治：在饮食方面，血瘀质者宜吃一些活血化瘀类的食物，如山楂、桃子、莲藕等；宜吃具有行气作用的食物，如黑豆、海带、橙子、柚子等；宜吃具有生血作用的食物，如大枣、木耳、丝瓜等；切忌吃胀气、肥腻之品及甜食，如肥肉、奶油等；同时，血瘀质者可选用以上列举的部分宜食食物，组成日常保健的药膳。

➢药食方面举例如下。

黑豆川芎粥

【原料】川芎 10 克，黑豆 25 克，粳米 50 克，红糖适量。

【制法】将川芎用纱布包裹，和黑豆、粳米一起煮粥，待熟后加入红糖，分次温服。

【功效】活血祛瘀，行气止痛。本品适用于各种血瘀质亚健康人群。

丹参木耳香菇汤

【原料】丹参 10 克，木耳 30 克，香菇 50 克，猪瘦肉 100 克，盐适量。

【制法】香菇、木耳放入清水中泡发，去蒂、洗净；猪瘦肉洗净，切成小块。将所有材料放入炖盅里，加适量开水，隔水炖 2 小时，最后加盐调味即可。

【功效】活血散瘀，养血补血，益气充饥，止血止痛。本品适用于血瘀兼有气虚而见神疲乏力等症人群。

红酒炖鸡腿

【原料】鸡腿 500 克，洋葱 100 克，胡萝卜 100 克，蘑菇 30 克，番茄酱 25 克，红葡萄酒 20 毫升，蒜 5 克，植物油、胡椒粉、盐各适量。

【制法】鸡腿洗净，抹上胡椒粉和盐，腌制 10 分钟；洋葱剥皮、洗净，切成片；蘑菇洗净，切片；胡萝卜洗净，切成丁；蒜洗净，切碎。锅中倒入适量植物油，烧热后放入腌好的鸡腿，煎至两面金黄，盛出备用；锅中剩下的油继续烧热，将洋葱片、蘑菇片和胡萝卜丁放入锅中，翻炒至七分熟，再放入鸡腿，淋上红葡萄酒，加入番茄酱和少许清水，翻炒均匀，将锅盖盖上，文火焖炖 20 分钟即可。

【功效】活血化瘀，健脾和胃，消食理气，补益肝肾。本品适用于血瘀兼脾胃气滞而见脘腹胀满、嗳气呃逆等症人群。

冬菇油菜

【原料】油菜 400 克，冬菇 200 克，植物油、盐、味精各适量。

【制法】油菜择洗干净，切成 3 厘米长的段，梗、叶分开；冬菇用温水泡开，去蒂。热锅倒油烧热，先放油菜梗炒至六成熟，加盐调味，再下油菜叶同炒几下，放入冬菇和浸泡冬菇的汤，烧至菜梗软烂，加入味精炒匀即可。

【功效】活血化瘀。本品适用于各类血瘀质亚健康人群。

韭菜鲜藕炒木耳

【原料】韭菜 50 克，鲜藕片 250 克，黑木耳 10 克，植物油、姜末各适量。

【制法】韭菜洗净，切成段；黑木耳用清水泡发；锅内倒植物油烧热，放入所有材料，炒熟即可。

【功效】补脾开胃，散瘀和血。本品适用于血瘀质伴脾胃气滞而见脘腹胀满、食欲减退等症人群。

海蜇二菜

【原料】海蜇 200 克，紫菜 15 克，芹菜 50 克。

【制法】海蜇洗净切丝，紫菜撕碎，芹菜切丝用开水焯过，再以凉开水浸泡，沥去水分，一起拌匀，加调料调味。

【功效】清热凉血，化瘀散结。本品适用于血瘀质伴血热见出血等症者。

西洋参红花煲田鸡

【原料】西洋参 15 克，藏红花 3 克，天麻 9 克，田鸡 250 克，干贝 3 粒，姜 3 片，米酒、盐少许。

【制法】西洋参、天麻洗净；田鸡洗净后剁块；干贝用水浸泡约 2 小时，锅内放入藏红花，加入 4 杯水，再放入西洋参、天麻、干贝、田鸡、米酒，武火烧开后，文火炖至田鸡酥烂，加入盐调味后即可食用。

【功效】活血补气，保健肠胃。本品适用于血瘀质伴脾虚而见神疲乏力等症者。

首乌丹参大枣猪肉汤

【原料】丹参 20 克，何首乌 40 克，大枣 100 克，猪腿肉 250 克，盐适量。

【制法】何首乌、丹参洗净，切片；大枣洗净，去核；猪腿肉洗净，切成片。锅中加入适量清水，煮沸后放入所有材料，改文火煲 2 小时，最后加盐调味即可。

【功效】活血祛瘀，乌须黑发，养心安神。本品适用于血瘀质伴心神不宁而见睡眠较差等症者。

当归田七乌鸡汤

【原料】乌骨鸡 1 只，当归 15 克，田七 5 克，生姜 1 块，盐适量。

【制法】当归、田七用清水浸泡，清洗。把乌骨鸡装进一个合适的容器里，再把洗好的当归、田七、生姜一起码放在乌骨鸡上，加适量盐，再倒入一些清水，注意清水一定要没过乌骨鸡。等把锅烧开后，在锅内放容器隔水蒸，武火蒸 3 小时，鸡肉烂熟之后，即可食用。

【功效】补血活血,调经止痛,润肠通便。本品适用于血瘀质兼津血不足而见头晕眼花、面萎黄、大便干结等症者。

甘草茄子

【原料】茄子250克,葱15克,姜10克,蒜10克,甘草6克,植物油、味精、盐各适量。

【制法】甘草放入清水中浸透,切成片;茄子洗净,切成条状;葱洗净,切成段;姜洗净,切片;蒜洗净,切片。锅中加适量植物油,烧热后下葱段和姜片炝锅,香气四溢后放入茄子条翻炒片刻,再将甘草和蒜放入锅中,倒入适量清水,用文火煮20分钟左右,最后加味精、盐调味即可。

【功效】活血止痛,补脾益气,消肿止痛,清热消暑。本品适用于血瘀质脾气不足而见神疲、食少、纳呆等症者。

归参烧黄鳝

【原料】当归15克,党参15克,黄鳝500克,植物油、芝麻油、黄酒、白糖、水淀粉、胡椒粉、酱油、味精、盐各适量。

【制法】当归、党参加适量清水,隔水蒸20分钟,备用;葱洗净,切成葱花;姜洗净,切成末;黄鳝处理干净,切成丝。锅中加适量植物油,烧热后下葱花、姜末炝锅,香气四溢后倒入黄鳝丝翻炒片刻,加适量黄酒、酱油和白糖调味;将蒸好的当归和党参倒入锅中,加适量清水,用文火焖煮5分钟,再加适量味精调味,用水淀粉勾芡,淋上芝麻油,装盘后撒上胡椒粉即可。

【功效】活血补气,祛瘀止痛,凉血安神。本品适用于血瘀质伴气血不足而见神疲乏力、睡眠较差等症者。

川芎白芷炖鱼头

【原料】白芷12克,川芎12克,大枣80克,鲢鱼头250克,姜3克,盐适量。

【制法】鲢鱼头、川芎、白芷洗净；大枣洗净，去核；姜洗净，切成片。将所有材料放入炖盅里，加适量清水，隔水炖 4 小时即可。

【功效】活血行气，健脾止痛。本品适用于血瘀质伴气滞而见脘腹胀满、嗳气者。

➤药茶方面，血瘀质者可选用一些具有行气活血作用的中药，如丹参、当归、川芎等，举例如下。

丹参麦芽茶

【原料】丹参 20 克，橘皮 9 克，麦芽糖 30 克。

【制法】将丹参、橘皮加水煎煮，煮沸后调入麦芽糖，代茶饮用。

【功效】活血行气止痛。本品适用于血瘀质伴气滞而见脘腹胀满或窜痛、嗳气呃逆等症者。

当归白芍茶

【原料】当归 10 克，白芍 15 克，红茶 2 克。

【制法】将所有材料放入杯中，用沸水冲泡（或煎煮），代茶饮用。

【功效】活血养血。本品适用于各类血瘀质亚健康人群。

薏苡仁丹参茶

【原料】薏苡仁、白术各 15 克，益母草、丹参各 10 克。

【制法】将所有材料水煎成茶，代茶饮用。

【功效】活血化瘀，健脾消肿。本品适用于血瘀质伴脾胃气虚而见神疲乏力、食少纳呆等症人群。

4）经络腧穴调治：血瘀质者可用保健按摩来缓解血瘀，通过被动的运动来调节肌肉的收缩和舒张，以促进血液循环，使气血通畅、瘀者得疏、滞者得行，从而起到活血化瘀、祛瘀生新的作用。常用的穴位有膈俞、血海、印堂、膻中、头维、太阳、肝俞、委中、曲池、五枢等，可进行穴位按压，一压一松，连续按压 20 次左右，力度以自己能耐受为主。

5）运动功法调治：血瘀质多见于办公室工作者，多由于久坐不动、气血不通而致，合理的运动可促进气血的流通，对于改善这种体质非常重要。血瘀质人群平时生活中还要注意保暖，防御寒冷，避免长久保持一个姿势。此外，此类人群心血管功能一般较弱，不宜做大强度的体育锻炼。由于"心主血脉"，所以血瘀质者应该多做一些有益于心脏、促进气血运行的运动，如中慢跑步、游泳、太极拳、太极剑、易筋经、五禽戏、徒手健身操、保健按摩术、舞蹈、步行健身等，这些都是适宜的运动项目，可令人全身气血畅通。

6）中药干预：血瘀质人群药物调理可用当归、川芎、怀牛膝、徐长卿、鸡血藤等活血养血的药物。易患心悸、失眠、健忘、胸痛者，可选用血府逐瘀汤；女性易患痛经者，可选用桃红四物汤合失笑散加减；血瘀质因瘀血内积而见形体消瘦、肌肤甲错、眼眶暗黑者，可选用大黄䗪虫丸。调理需养阴以活血，调气以化瘀，女性还要注意防动血。这类人群冬季晚上可用热水泡脚，水没至膝下，泡至通红，全身发热；将小腿、脚掌擦干，用拇指反复点压揉按太冲、三阴交、血海、足三里等穴，以局部感觉酸胀痛为度，然后再用清艾条温灸三阴交、足三里两穴。中药足浴可选用以下方药。

护心方

【原料】银杏叶 50 克，槐花 30 克，丹参 30 克。

【制法】将所有材料一同放入药罐中，清水浸泡 30 分钟，加水 2000 毫升煎汤，煮沸 20 分钟后去渣取汁，将药汁倒入足浴器中，先熏蒸再足浴，每晚 1 次，20 天为 1 个疗程。

【功效】平肝活血，软化血管，降血脂。本品适用于血瘀质伴高脂血症者。

护膝方

【原料】当归 30 克，牛膝 20 克，干姜 20 克，桂枝 10 克。

【制法】将所有材料一同放入药罐中，清水浸泡 30 分钟，加水 2000 毫升煎汤，煮沸 20 分钟后去渣取汁，将药汁倒入足浴器中，先熏蒸再足浴，每晚 1 次，20 天为 1 个疗程。

【功效】活血散瘀，温经通络，补肾壮骨，温中回阳，祛风散寒，消肿止痛。本品适用于血瘀质伴脾肾阳虚而见腰膝冷痛、四肢不温等症者。

活血温络方

【原料】当归30克，川芎20克，红花20克，山楂10克。

【制法】将所有材料一同放入药罐中，清水浸泡30分钟，加水2000毫升煎汤，煮沸20分钟后去渣取汁，将药汁倒入足浴器中，先熏蒸再足浴，每晚1次，20天为1个疗程。

【功效】养血活血，温经通络。本品适用于各类血瘀质亚健康人群。

（7）湿热质：是以湿热内蕴为主要特征的体质状态，多由久居湿地、喜食肥甘，或长期饮酒造成。湿热质者主要表现为平素面垢油光、易生痤疮粉刺、舌质偏红、苔黄腻、容易口干口苦、身重困倦；也可表现为心烦懈怠、眼睛红赤、大便燥结或黏滞、小便短赤、男性易阴囊潮湿、女性易带下量多、脉滑数。

1）精神情志调治：湿热质者要多参加各种活动，多听轻松音乐，克制过激的情绪，合理安排自己的工作、学习和生活，培养广泛的兴趣爱好。

2）生活起居调治：湿热质为主的亚健康人群应避免长期熬夜或过度疲劳，保持二便通畅，注意个人卫生，预防皮肤病变，并戒烟酒以防湿浊内生。这类人群的居住环境宜干燥通风，长夏应避免湿热侵袭，居室应常开窗通风，保持干燥、空气清新，空调房不宜久待。

3）饮食调治：湿热质人群在平日生活中可多吃新鲜蔬果及甘寒、甘平的食物，如冬瓜、甘蓝、芹菜、番茄、大白菜、生菜、空心菜、苦瓜、黄瓜、莜麦菜、西瓜、草莓、梨等；同时可多摄取有助于清热化湿的食物，如薏苡仁、茯苓、玉米、绿豆、红小豆、白扁豆等。其在饮食上应忌食肥甘厚味及辛辣食物，如狗肉、鹿肉、羊肉、牛肉、胡椒、生姜、花椒等；忌食大热大补的药物及食物，如银耳、燕窝、阿胶、蜂蜜、熟地黄、黄芪、紫河车、黄精等；避免进食烤、炸、煎等方式烹饪的食物。

➤药膳方面举例如下。

绿豆藕

【原料】莲藕 100 克，绿豆 50 克。

【制法】莲藕去皮，冲洗干净。绿豆用清水浸泡后取出，填入藕孔中，加清水炖至熟透，加盐调味即可食用。

【功效】清热利湿，明目止渴。本品适用于各类湿热质亚健康人群。

凉拌三皮

【原料】西瓜皮、黄瓜皮、冬瓜皮各 200 克，盐适量。

【制法】西瓜皮刮去绿色外皮，冬瓜皮刮去绒毛外皮，均洗净，与黄瓜皮一起，在沸水锅内焯一下，晾凉，切成条状，盛入盘中，加少许盐拌匀即可。

【功效】清热，利湿，减肥。本品适用于湿热质伴明显肥胖人群。

三豆薏苡仁粥

【原料】绿豆、赤小豆、黑大豆、薏苡仁各 50 克，粳米少许。

【制法】将所有材料一起煮成粥即可。

【功效】清热祛湿，滋补养人。本品适用于湿热质伴明显体虚、食少人群。

竹笋西瓜皮鲤鱼汤

【原料】鲤鱼 1 条（约 750 克），鲜竹笋 500 克，西瓜皮 500 克，眉豆 60 克，生姜、大枣、盐各适量。

【制法】竹笋削去硬壳，再削去老皮，横切片，水浸 1 天；鲫鱼去鳃、内脏，不去鳞，洗净后略煎黄；眉豆、西瓜皮、生姜、大枣（去核）洗净。把全部材料放入开水锅中，武火煮沸后，文火煲 2 小时，加盐调味即可食用。

【功效】祛湿降浊，健脾利水。本品适用于湿热质伴脾虚而见食少、乏力等症人群。

祛湿消暑汤

【原料】白扁豆、赤小豆、薏苡仁、紫苏叶、佛手、莲子、白茅根各 15 克。

【制法】将所有材料放入锅中，加开水 2500 毫升，慢火煲约 2 小时，加盐调味后即可食用。

【功效】祛暑，清热，利湿。本品适用于各类湿热质亚健康人群。

四豆汤

【原料】绿豆、赤小豆、黑豆、白扁豆各适量，生甘草 10 克。

【制法】将所有材料加入锅中，煮沸，加少许冰糖，晾凉后饮用。

【功效】清暑解渴，解毒祛火，健脾补肾。本品适用于湿热质伴脾肾虚损而见腰酸腹胀、食少纳呆等症人群。

泥鳅炖豆腐

【原料】泥鳅 500 克，豆腐 250 克，盐 3 克。

【制法】泥鳅去鳃及内脏，洗净；豆腐切成块状。泥鳅入锅，加盐、清水适量，置武火上炖至五成熟时，加入豆腐，再炖至泥鳅熟烂即可。

【功效】清热利湿。本品适用于各类湿热质亚健康人群。

清暑鱼圆煲

【原料】藿香 15 克，石菖蒲 5 克，佩兰 10 克，鱼泥 200 克，菌菇少许，火腿丝少许，小菜心 2 根。

【制法】先将藿香、石菖蒲、佩兰加水，煎煮取汁；鱼泥中加入蛋清、生姜水打上劲，做成直径 3 厘米的鱼圆。烧锅水，待水开后将鱼圆慢慢放入沸水中，锅中加入清汤、姜片、菌菇、火腿丝、料酒、盐、味精等，烧开后加入药汁、菜心即可。

【功效】清暑祛湿。本品适用于各类湿热质亚健康人群。

野菊花薏苡仁乌鸡盅

【原料】乌骨鸡 1 只，野菊花 8 克，薏苡仁 20 克，怀山药 8 克，火腿片少许。

【制法】薏苡仁洗净；野菊花泡水；乌骨鸡切成块，然后过沸水，将焯过水的鸡块加入盐、生姜块、火腿片、料酒、水，炖 20 分钟左右。野菊花、薏苡仁、怀山药等一同装入炖盅中，加入鸡块及高汤，放进蒸锅内蒸 40 分钟，调味即可。

【功效】益气养阴，祛湿安神。本品适用于湿热质伴气阴两虚而见神疲乏力、自汗、寐差等症人群。

双花丝瓜

【原料】白菊花 3 克，金银花 3 克，丝瓜 400 克。

【制法】丝瓜去皮、切段；白菊花、金银花用开水泡开，取汁备用；油锅烧至六成热，下入丝瓜，过油后起锅备用。锅里下入金银花、白菊花的药汁，调味后下入丝瓜勾芡即成。

【功效】清热解毒，疏散风热。本品适用于湿热质中热重于湿类人群。

茯苓鱼卷

【原料】银鳕鱼 250 克，茯苓粉 25 克，马齿苋 25 克，面包渣 250 克，番茄酱少许。

【制法】马齿苋切末，加香油、茯苓粉、盐、味精搅匀制馅；银鳕鱼切片，在鱼片内侧均匀地抹上一层馅，并卷成卷；把卷好的鱼卷，逐个挂上茯苓粉，拖蛋液，挂面包渣，备用。油烧至七成热时下鱼卷，炸至金黄色捞出；放少许花生油，用葱、姜、蒜末炝锅，放入番茄酱炒熟，倒入高汤，加白糖、白醋、精盐少许，水淀粉勾芡，淋在鱼卷上。

【功效】清热健脾，利水化湿。本品适用于湿热质伴脾虚而见神疲、乏力、食少等症者。

凉拌马齿苋

【原料】新鲜马齿苋 100 克。

【制法】马齿苋洗净、切断，用少许酱油、麻油拌匀食用。

【功效】清热解毒，凉血止血。本品适用于湿热质人群中热重于湿者。

➤药茶方面，湿热质者可选用清热利湿功效的中药，如金银花、菊花、淡竹叶等泡茶饮服用。

双花饮

【原料】金银花 15 克，菊花 15 克，山楂 25 克。

【制法】将金银花、菊花、山楂择选洗净，放入洁净的锅内，注入适量的清水，烧沸约半小时，去渣取汁，代茶饮。

【功效】清暑解热。本品适用于湿热质中热重于湿者。

薏苡仁清化茶

【原料】薏苡仁 30 克，赤小豆 30 克，淡竹叶 15 克，马齿苋 15 克。

【制法】赤小豆和薏苡仁洗净后，放入锅中用清水浸泡 4 小时以上，泡好后加入淡竹叶和马齿苋开火煮，先武火煮至水烧开，然后转文火煮。在煮好前 20 分钟时放入少许冰糖，继续熬至冰糖溶化即可关火。

【功效】清热解毒，祛湿化浊。本品适用于各类湿热质亚健康人群。

香薷茶

【原料】香薷 9 克，厚朴 6 克，白扁豆 20 克。

【制法】将所有材料研为粗末，纳入热水瓶中，冲入沸水大半瓶，盖焖约 15 分钟。

【功效】发汗清暑，化湿和中。本品适用于湿热碍脾而胸闷、恶心、呕吐者。

菊花陈皮乌梅茶

【原料】菊花 5 克，陈皮一小块，乌梅 3 颗（比例可根据个人口味调整）。

【制法】将所有材料用热水冲泡 10 分钟，加冰糖适量即可。

【功效】清肝火明目，祛湿开胃。本品适用于中上二焦湿热而见目赤、腹闷、恶心等症人群。

竹叶芦根茶

【原料】淡竹叶 3 克，芦根 6 克。

【制法】淡竹叶、芦根加水煎汤，煎液代茶饮。

【功效】清热泻火，利水除烦。本品适用于口干口苦、小便黄者。

4）经络腧穴调治：湿热质者可选用足太阳膀胱经的穴位进行调治。足太阳膀胱经是人体循行部位最广的经络，也是穴位分布最多的经络，是全身气血运行的大枢纽。因此，刺激膀胱经可以疏通全身气血，将湿热瘀滞在体内的邪气排出体外。在腧穴选择上应以疏利肝胆、清热利湿的穴位为主，可选用合谷、肺俞、阴陵泉、八髎、阳陵泉、支沟、支正、曲泉等。湿热质者也可选择每日敲打足少阳胆经，自上而下循经敲打，每次敲打 200 下。

5）运动功法调治：以湿热质为主的亚健康人群体内阳气充足，内有蕴热，适合做大强度、大运动量及有益于心脏血脉运行的活动，如中长跑、游泳、爬山、球类活动、武术、瑜伽等，其中游泳是最佳选择；功法方面，以保健功、长寿功为宜，使其全身各部位都能活动，以助气血运行。

6）中药干预：湿热质者药物调理可用甘淡苦寒、清热利湿之品，如黄芩、黄连、龙胆草、虎杖、栀子等，方药可选用龙胆泻肝汤、茵陈蒿汤等；暂不宜用人参、黄芪、紫河车等温补类保健品，也不宜口服膏方治疗。易生痤疮者，可选用苇茎汤合枇杷清肺饮加减；易有口臭者，可选用泻黄散加减；男性易见阴囊潮湿或出汗较多者，以及女性易见黄带较多或阴部瘙痒者，可选用二妙散合龙胆泻肝汤加减；若感受暑热者，可选用六一散加西瓜翠衣以解暑化湿；若夏日不能耐受闷热或潮热气候者，可选用三仁汤以宣透化湿散热。此类人群应慎用辛温助火之品，可选用以下组方外用调理。

清热利湿方

【原料】蒲公英 30 克，生大黄 20 克，茵陈 20 克。

【制法】将所有材料一同放入锅中，加水适量，煎煮 30 分钟，去渣取汁，将药汁倒入足浴器中，先熏蒸再足浴，每晚 1 次，7 天为 1 个疗程。

【功效】清热利湿。本品适用于各类湿热质亚健康人群。

清利聪耳方

【原料】茵陈 20 克，黄连 20 克，连翘 10 克，石菖蒲 10 克。

【制法】将所有材料一同放入锅中，加水适量，煎煮 30 分钟，去渣取汁，将药汁倒入足浴器中，先熏蒸再足浴，每晚 1 次，7 天为 1 个疗程。

【功效】清热利湿，聪耳。本品适用于湿热质伴耳聋、听力减退者。

止痒方

【原料】白鲜皮 30 克，黄芩 20 克，黄柏 10 克，蛇床子 10 克。

【制法】将所有材料一同放入锅中，加水适量，煎煮 30 分钟，去渣取汁，将药汁倒入足浴器中，先熏蒸再外洗。

【功效】清热解毒，消炎退热，止痒消肿。本品适用于湿热质伴皮肤瘙痒等症者。

（8）痰湿质：是指由于水液内停而痰湿凝聚，以黏滞重浊为主要特征的体质状态。痰湿质人群主要临床表现：面部皮肤油脂较多、多汗且黏、胸闷、痰多，也可表现为面色黄胖而暗、眼胞微浮、容易困倦、平素舌体胖大、舌苔白腻、口黏腻或甜、身重不爽、脉滑、喜食肥甘、大便正常或不实、小便不多或微混。

1）精神情志调治：痰湿质者性格温和、处事稳重、为人恭谦、多善于忍耐，遇事当保持心境平和，及时消除不良情绪，节制大喜大悲；平时多培养业余爱好，多参加各种活动，多听轻松音乐，以动养神。

2）生活起居调治：以痰湿质为主的亚健康人群平时应多进行户外活动，经常晒太阳或进行日光浴，以舒展阳气，通达气机；保持室内干燥，衣着应透湿散气，在湿冷的气候条件下应减少户外活动，避免受寒或淋雨。

3）饮食调治：在饮食方面，痰湿质者应常吃味淡、性温平的食品，多吃蔬菜和水果，尤其是一些具有健脾利湿、化痰祛痰作用的食物，如山药、芡实、海蜇、洋葱、红小豆、蚕豆、冬瓜、荠菜、香椿、薏苡仁、玉米。同时，痰湿质者脾胃运化功能弱，虽然食欲好，但可能消化不了，因此一定要少吃，不要吃撑，要少吃多餐。痰湿体质者体形大多肥胖，身重容易疲倦，喜食肥甘厚味，并且食量大，因此在食疗上应少食肥甘厚味、戒酒，且最忌暴饮暴食和进食速度过快。痰湿质人群若多吃酸性食物和甜食，痰湿会更加严重，因此也应少食，如李子、石榴、桃子、橘子、甘蔗、板栗、芝麻等。

➤药膳方面，痰湿证者可选用一些理气健脾类的中药，依据"药食同源"的原则，可选用黄芪、山药、陈皮等作为食疗材料。

黄芪山药薏苡仁粥

【原料】黄芪、山药、麦冬、薏苡仁、竹茹各20克，糖适量，粳米50克。

【制法】先将山药切成小片，与黄芪、麦冬一起泡透后，再加入其他材料，加水用火煮沸后，再用文火熬成粥。

【功效】益气养阴，健脾化痰，清心安神。本品适用于痰湿质伴气阴两虚而见神疲、乏力、盗汗、口干、睡眠极差等症者。

山药冬瓜粥

【原料】山药50克，冬瓜150克。

【制法】将山药、冬瓜置于锅中，文火煲30分钟，调味后即可饮用。

【功效】健脾益气利湿。本品适用于痰湿质伴脾肾气虚而见神疲腰酸、乏力、食少等症者。

赤豆鲤鱼汤

【原料】活鲤鱼 1 条（约 800 克），赤小豆 50 克，陈皮 10 克，辣椒 6 克，草果 6 克。

【制法】活鲤鱼去鳞、鳃、内脏，将其他材料填入鱼腹，放入盆内，加适量料酒、生姜、葱段、胡椒及少许食盐，上笼蒸熟即可。

【功效】健脾除湿化痰。本品适用于各类痰湿质亚健康人群。

昆布海藻排骨汤

【原料】昆布、海藻各 40 克，猪排骨 500 克，生姜 2～3 片。

【制法】昆布、海藻洗净，浸泡 30 分钟。猪排骨洗净，斩为小块，然后与生姜一起放进瓦煲内，加入清水 3000 毫升，先用武火煲沸，再改为文火煲 3.5 小时，调入适量食盐和少许生油便可。

【功效】软坚消痰，兼能降压。本品适用于痰湿质伴高血压或各种结石等症者。

冬菇丝冬瓜肉粒汤

【原料】冬菇 100 克，冬瓜 1000 克，猪瘦肉 500 克，薏苡仁 30 克，生姜 2～3 片。

【制法】冬菇洗净，浸泡至软，切成丝状；薏苡仁洗净；冬瓜洗净，切成小块状。猪瘦肉洗净，切成粒状，然后与生姜一起放入瓦煲内，加入清水 3000 毫升，先用武火煲沸，后改为文火煲 3 小时，调入适量食盐和生油便可。

【功效】健脾养胃，化痰除湿。本品适用于各类痰湿质亚健康人群。

化痰祛湿消暑汤

【原料】白扁豆，赤小豆，生、熟薏苡仁，佛手，石菖蒲，莲子各等份适量。

【制法】将所有材料放入锅中，加开水 2500 毫升，文火煲 2 小时，用盐调味后食用。

【功效】清热化痰，祛暑利湿。本品适用于痰湿质有化热倾向的人群。

鲜荷双菇汤

【原料】干冬菇 100 克，鲜草菇 250 克，鲜荷叶 1 块，莲子 100 克，猪瘦肉 400 克，生姜 3 片。

【制法】干冬菇用清水浸软，去蒂，洗净；鲜草菇洗净，用刀在底部切"十"字，放在沸水中稍滚后取出；莲子洗净，浸泡；猪瘦肉洗净，不用刀切。以上原料与生姜一起放进瓦煲内，加入清水 2500 毫升，先武火煲沸，再改文火煲 2.5 小时，放入适量食盐和生油便可。

【功效】健脾益气，降压祛脂。本品适用于高血压、高血脂而见痰湿质者。

豆腐雪菜荷叶滚肉片汤

【原料】豆腐 2 块，鲜荷叶半块，雪菜 20 克，猪瘦肉 250 克，生姜 3 片。

【制法】豆腐洗净，切成粒状；鲜荷叶洗净，切片；雪菜洗净，晾干水分；猪瘦肉洗净，切成薄片，用生抽、生粉、生油各 1 汤匙拌匀腌制。锅中加清水 1500 毫升，武火烧开后下豆腐、雪菜，再下荷叶、生姜和肉片滚至熟，调入适量食盐便可。

【功效】开胃生津，减肥降脂。本品适用于肥胖而见痰湿质者。

果仁排骨

【原料】草果仁 10 克，薏苡仁 50 克，猪排骨 2500 克，生姜 50 克，葱 50 克，花椒 5 克，料酒 50 克，冰糖屑 50 克，芝麻油 5 克，味精 3 克，食盐 3 克，卤汁适量。

【制法】草果仁、薏苡仁分别放在锅内炒黄，略加捣碎，加清水煎熬 2 次，收集过滤药液 5000 毫升作为药汁；将排骨洗净，边角修砍整齐，放入盛药汁的锅中，再把姜、葱洗净，拍松，入锅中，同时下花椒，置火上烧沸，撇去浮沫，煮至排骨六七成熟时捞出稍晾。卤汁倒入锅内，置文火上烧沸，再将排骨放入锅中，烧至熟透，即刻起锅，捞出排骨备用。注意卤的时间不得过长，以免骨肉分离。锅中加适量卤汁，加冰糖、味精、食盐，在文火上收成浓汁，烹入料酒后均匀涂在排骨表面，再抹上芝麻油即成。

【功效】健脾燥湿，行气止痛。本品适用于痰湿质伴脾虚气滞而见食少、脘腹胀满等症者。

茯苓香菇玉笋

【原料】玉笋 250 克，香菇 100 克，茯苓粉 10 克，盐、味精、高汤、水淀粉、香油适量。

【制法】将香菇、玉笋切成丝，茯苓粉与水淀粉调和，当油六七成熟时，放入玉笋、香菇、高汤、味精、水淀粉，翻炒，撒盐出锅。

【功效】补中健脾，除湿利尿。本品适用于各类痰湿质亚健康人群。

冬瓜炖排骨

【原料】排骨 500 克，冬瓜 500 克，姜 1 块，大料 1 个，盐、胡椒粉、味精各适量。

【制法】把排骨斩成小块，洗净，沥干水分；冬瓜去皮，适当切块；将排骨放在开水锅中烫 5 分钟，捞出后用清水洗净。再将排骨、姜、大料和适量清水用武火烧沸，再改用文火炖约 60 分钟，放入冬瓜再炖约 20 分钟，捞出姜块、大料，加盐、胡椒粉、味精后起锅即可。

【功效】益气补血，利水渗湿。本品适用于痰湿质伴气血不足而见神疲、乏力、面黄等症者。

山药炒豌豆

【原料】山药 50 克，胡萝卜 20 克，豌豆 30 克。

【制法】将山药、胡萝卜分别洗净、切片，炒锅热油，一次放入所有材料，用武火翻炒 5 分钟，调味后即可出锅。

【功效】补脾养胃，生津益肺，利水消痰。本品适用于痰湿质脾肾气虚见神疲、食少等症者。

➢药茶方面，痰湿证者可以选用陈皮、荷叶等利湿健脾的中药泡茶饮用。

陈皮荷叶茶

【原料】荷叶 12 克，陈皮 3 克。

【制法】荷叶、陈皮水煎取汁。

【功效】理气健脾，祛湿化痰。本品适用于痰湿质伴气滞而见脘腹胀满等症者。

白术陈皮茶

【原料】白术 30 克，陈皮 15 克。

【制法】将白术、陈皮放入 1000 毫升水中，用中火煎煮半小时，过滤后当茶饮。

【功效】健脾燥湿，养胃消痰。本品适用于中焦脾肾痰湿停滞而见脘腹胀满、恶心呕吐、食少纳呆等症者。

茯苓薏苡仁茶

【原料】茯苓 15 克，薏苡仁 15 克。

【制法】茯苓、薏苡仁水煎取汁。

【功效】利水渗湿，健脾和胃。本品适用于各类痰湿质亚健康人群。

三宝茶

内容见"临界高血压的亚健康调治"，不再赘述。

4）经络腧穴调治：痰湿质往往是由于脾脏失调引起的，因为"痰湿"主要是由各种原因引起的脾的运化功能失调而致，营养不能被人体充分利用而转化成了"半成品"——痰湿，所以有"脾为生痰之源"的说法。而经络养生主要是通过推拿按摩人的脾经、胃经或点按这两条经络上的穴位，以达到健脾、利湿、祛痰的目的。因此痰湿质亚健康人群的腧穴保健以健脾益气、利湿化痰为主，可选用承山、太冲、列缺、丰隆、阴陵泉、地机、天枢、承浆、蠡沟、胃俞等腧穴。这类人群也可采用手掌摩腹，每日睡前用手掌在脐下丹田，伴随均匀有深度的呼吸频率，反复摩擦，直至小腹微热。

5）运动功法调治：痰湿质人群体内痰湿郁久，则阴气鼎盛，阳气不举，阴盛阳衰，而常运动，微出汗，能提升阳气，排逐湿邪，以强身健体，改善免疫功能，长久坚持就能起到改善痰湿体质的效用。这类人群运动锻炼应以有氧运动为主，不宜操之过急，其中老年人应选择如慢跑、游泳、武术、八段锦、五禽戏、太极拳、太极剑等，以及适合自己的各种舞蹈及球类运动。痰湿质者也可选择举重、平衡球等力量耐力锻炼以增加身体肌肉含量，或选择站桩功、保健功、长寿功等养生功法。

6）中药干预：痰湿质人群药物调理可用温燥化湿之品，如半夏、茯苓、泽泻、瓜蒌、白术、车前子等。兼气虚质者，重用生黄芪，加炒白术；腹胀者，加炒莱菔子、鸡内金、砂仁；便秘者，酌加大黄、炒莱菔子、炒白芥子、紫苏子。同时，此类人群调理需配用温化通阳之品；痰瘀互夹者，少用甘润之品。热水泡脚是痰湿肥胖者的最佳减肥法，中药足浴可选用以下方药。

和胃消脂方

【原料】橘皮 30 克，鲜荷叶 1 张，炒麦芽 30 克，炒谷芽 30 克。

【制法】将所有材料一起放入锅中，加水适量，煎煮 30 分钟，去渣取汁，倒入足浴器中，先熏蒸再足浴，每晚 1 次，7 天为 1 个疗程。

【功效】消食和胃降脂。本品适用于高脂血症而见痰湿质者。

消食和胃方

【原料】青皮 30 克，陈皮 30 克，焦山楂 30 克。

【制法】将所有材料一起放入锅中，加水适量，煎煮 30 分钟，去渣取汁，倒入足浴器中，先熏蒸再足浴，每晚 1 次，7 天为 1 个疗程。

【功效】消食和胃，促进食欲。本品适用于痰湿阻滞中焦而见胃痛、食少、恶心、呕吐等症人群。

消食通便方

【原料】槟榔 30 克，生山楂 10 克。

【制法】将所有材料一起放入锅中，加水适量，煎煮 30 分钟，去渣取汁，倒入足浴器中，先熏蒸再足浴，每晚 1 次，7 天为 1 个疗程。

【功效】消导化湿，通便降脂。本品适用于痰湿质见大便干结、血脂偏高等症人群。

4. 亚健康脏腑功能分类与调治

★单个脏腑系统功能的亚健康分类与调治

（1）心系亚健康的调治：心在中医五脏中的生理功能主要表现在心主血脉与心藏神两个方面。其中心主血脉是指心气推动和调节血液循行于脉中，从而使血液流注全身以发挥滋润和濡养的作用；心藏神，是指心有统帅全身脏腑、经络、五体、官窍的生理活动和主司意识、思维、情感等精神活动的作用。

当心主血脉运行失常时，可引起心气虚、阴血不足、阴虚内热等一系列以心系亚健康症状表现为主的状态，如失眠、健忘、多梦、身疲、手足心热，平素易口干咽燥、心悸等。

1）精神情志调治：由于心气阴血不足而容易虚火上扰，常表现为时常心烦易怒，这些情绪特点反而更易加重虚火的上扰，加速消耗阴血，助生燥热，加重阴虚证，形成恶性循环。因此心系亚健康人群平时要注意自我的心理调节，保持"恬淡虚无"的平和心境，避免大喜大悲，学会正确对待喜与忧、苦与乐、顺与逆，保持稳定的心态。

2）生活起居调治：由于阴不制阳而阳气易亢，因此心系亚健康人群应注意保证充足的睡眠时间，以藏养阴气；尽量避免工作紧张、熬夜等耗伤阴血的情况。

3）经络腧穴调治：体穴可选择神门、足三里、百会、四神聪、风池、三阴交、太阳等进行针刺或按压，耳穴贴压可选择皮质下、交感、心、肝、脾、内分泌、神门。阴虚内热者，一般在针灸的时候疼痛感比较明显。可以通过刺激一些具有养阴生津作用的穴位，如三阴交、太溪、照海、太冲、太溪、肺俞、肾俞、涌泉等，如对这些穴位进行刮痧或穴位按压等，可达到滋阴降火的目的。

4）运动功法调治：以失眠为主要表现者，每日可做较长距离的散步（2000～3000 米），有助于调整大脑皮质的兴奋和抑制过程，减轻血管活动失调的症状，如头痛等。心系亚健康症状人群也可以根据个人的喜好与条件，选择合适的运动方式，如慢跑、游泳、乒乓球、散步等。伴有心阴不足者，由于体内津液、精血等阴液亏少，所以该类人群只适合做中小强度、间断性的运动锻炼，如太极拳、太极剑、八段锦等动静结合的传统健身项目；不宜进行剧烈运动，避免大强度、大运动量的锻炼形式，避免在炎热的夏天或闷热的环境中运动，以免出汗过多，损伤阴液。这类人群锻炼时要控制出汗量，以微微出汗为妙，并及时补充水分。

5）饮食调治：心系亚健康人群应注意定时定量，全面均衡，以清淡而易消化的食物为主，如各种谷类、豆类、鱼类、蔬菜、水果等，平时可以多吃具有补心安神、滋养阴血作用的食品，如百合、莲子、大枣、小麦、银耳、枸杞子、阿胶、芝麻等，少食辛辣、温热食物，如羊肉、狗肉、葱、姜、蒜、韭菜、薤白、辣椒等，以免助热伤阴。

➤药膳方面，该类人群可选择具有养血安神、滋阴清热功效的"药食同源"食物，如莲子、酸枣仁、龙眼肉、大枣、百合、黑芝麻、核桃仁、冰糖、银耳、梨、荸荠等。

莲子百合煲瘦肉

【原料】莲子 20 克，百合 20 克，猪瘦肉 100 克，盐适量。

【制法】将上述材料加水适量同煲，待肉熟烂后用盐调味食用，每日 1 次。

【功效】滋阴润燥，益气安神。本品适用于心阴虚而见失眠、心烦、口咽干燥、手足心热等症者。

枣仁散

【原料】酸枣仁不拘多少，炒香为末，每服 6 克。临睡前加竹叶汤调服。

【功效】清热养心安神。本品适用于心血不足、心神失养而见失眠、多梦等症者。

生地枣仁粥

【原料】生地黄、酸枣仁各 30 克。

【制法】上两味水煎取汁，加糯米共煮粥，空腹食之。

【功效】养阴安神。本品适用人群同"莲子百合煲瘦肉"。

大枣龙眼粥

【原料】龙眼 25 克，大枣 9 克，粳米 50 克。

【制法】将三者加水熬粥。

【功效】养心安神。本品适用人群同"枣仁散"。

茯苓枣仁粥

【原料】茯苓粉 20 克，枣仁粉 10 克，粳米 100 克，白糖 20 克。

【功效】宁心安神，健脾催眠。本品适用于心气血亏虚、心神失养而见失眠、多梦等症者。

瘦肉莲子羹

【原料】猪瘦肉 250 克，莲子肉 50 克。

【制法】将以上原料加水炖至熟，调味服食。

【功效】养心健脾。本品适用人群同"茯苓枣仁粥"。

百合绿豆乳

【原料】百合、绿豆各 50 克，牛奶少量。

【制法】先将前两者煮熟烂后，加少量牛奶。

【功效】清心除烦，镇静催眠。本品适用于心阴不足、虚热内扰而见失眠、心烦、口咽干燥、手足心热等症者。

➢药茶方面，其可选用一些具有滋养心血及滋阴清热作用的中药代茶饮，如麦冬、莲子心、玉竹、夜交藤、丹参等。

百合生梨饮

内容见"亚健康证候分类与调治"，不再赘述。

百合蜜

【原料】生百合 30 克，蜂蜜 2 匙。

【制法】将百合与蜂蜜拌和蒸熟。临睡前适量食之。

【功效】养阴安神。本品适用人群同"莲子百合煲瘦肉"。

夜交藤丹参蜜饮

【原料】夜交藤、丹参各 30 克，蜂蜜 15 克。

【制法】先将前两味药水煎取浓汁，然后加入蜂蜜临睡前调服。

【功效】宁心安神。本品适用人群同"茯苓枣仁粥"。

➤药茶方面举例如下。

灵芝远志茶

【原料】灵芝 10 克，炙远志 5 克。

【制法】上两味沸水冲服。

【功效】益气养血，宁心安神。本品适用人群同"茯苓枣仁粥"。

枣仁人参茶

【原料】人参、枣仁、竹茹各 5 克，麦冬 10 克，龙眼肉 5 枚。

【制法】上药研末，沸水冲泡盖焖 15～30 分钟，代茶饮。

【功效】益气养阴，宁心安神。本品适用人群同"茯苓枣仁粥"。

莲子心茶

【原料】莲子心 2 克，生甘草 3 克。

【制法】上药研末，沸水冲泡盖焖 15～30 分钟，代茶饮。

【功效】清心除烦。本品适用于心火亢盛而见失眠、心烦、口咽干燥等症者。

甘麦大枣茶

【原料】甘草 6 克，淮小麦 30 克，大枣 10 枚。

【制法】上药研末，沸水冲泡盖焖 15～30 分钟，代茶饮。

【功效】养心安神，和中缓急。本品适用人群同"茯苓枣仁粥"。

6）中药干预：心系亚健康人群可选择一些具有滋养阴血、宁心安神之类的药物。

天王补心丹

内容见"亚健康证候分类与调治"，不再赘述。

安神定志丸

内容见"亚健康症状分类与调治"，不再赘述。

黄连阿胶汤

【主要成分】黄连、阿胶、黄芩、白芍、鸡子黄。

【功能】补心安神。

【适宜人群】心系亚健康人群及心烦健忘、口干、手脚心热等阴虚火旺证者。

（2）肝系亚健康的调治：肝在中医五脏中的生理功能主要表现在主疏泄及主藏血两个方面。其中肝主疏泄是指肝气具有疏通、宣泄、畅达全身气机，进而调畅情志、维持精血津液的代谢、促进调节脾胃消化、促进胆汁的分泌排泄及生殖功能等作用；肝主藏血是指肝脏具有储藏血液、调节血量及防止出血的功能。

由于肝的疏泄功能失常，则血不归藏、筋脉不利，从而引起一系列的肝系亚健康症状，如胸胁或少腹胀痛或窜痛、情绪抑郁易怒、头晕胀痛、目干涩、口苦、女性月经不调、爪甲不荣易折等。

1）精神情志调治：肝系亚健康人群性格多内向而不稳定，忧郁脆弱，敏感多疑，经常发脾气，善太息，对精神刺激适应能力差，因此肝系亚健康人群要主动寻找快乐，常看喜剧、励志剧，常听轻松的音乐和相声，多参加有益的社会活动，培养豁达、开朗的性格。

2）生活起居调治：由于肝系亚健康人群易肝气郁结、气机不畅，故应注意调畅情志、宽松衣着，适当增加户外活动和社会交往，以放松身心、和畅气血。

3）经络腧穴调治：肝系亚健康人群可选择具有理气解郁、畅通气血作用的穴位，只针不灸，如膻中、期门、太冲、肝俞、合谷、三阴交等。

4）运动功法调治：肝系亚健康人群多见长期情志不畅、气机郁滞，因此这类人群应尽量增加户外活动，尤其应选择一些大强度、大负荷的发泄式锻炼，以鼓动气血、疏发肝气、促进食欲、改善睡眠，如跑步、登山、游泳、打球等。若伴有肝血不足者，宜选择一些小强度的运动，如太极拳、五禽戏、瑜伽、武术等，避免大量出汗，以免损耗阴血。

5）饮食调治：肝系亚健康人群应注意定时定量，全面均衡，以清淡而易消化的食物为主，如各种谷类、豆类、鱼类、蔬菜、水果等，平时可以多吃具有理气解郁、养肝和血作用的食品，如大麦、荞麦、高粱、佛手瓜、白萝卜、洋葱、香菜、包心菜、刀豆、蘑菇、豆豉、海带、柑橘、柚子、菊花、玫瑰花、茉莉花等，少食收敛酸涩的食物，如石榴、乌梅、青梅、杨梅、李子、柠檬等，以免阻滞气机。

➤药膳方面，肝系亚健康人群可选择具有理气解郁、养肝和血功效的"药食同源"食物，如橘皮、玫瑰花、茉莉花、薄荷、柴胡、香附、白芍、川芎、佛手、何首乌、生地黄、阿胶、当归等。

橘皮粥

内容见"亚健康证候分类与调治"，不再赘述。

疏肝粥

内容见"亚健康证候分类与调治"，不再赘述。

玫瑰花鸡肝汤

内容见"亚健康证候分类与调治"，不再赘述。

佛手陈皮蚌肉汤

内容见"亚健康证候分类与调治"，不再赘述。

牡蛎蘑菇紫菜汤

内容见"亚健康症状分类与调治"，不再赘述。

鸡肝汤

内容见"亚健康症状分类与调治"，不再赘述。

红薯叶炒羊肝

内容见"亚健康症状分类与调治"，不再赘述。

6）中药干预：肝系亚健康人群可选择一些疏肝解郁、养肝和营的药物，举例如下。

柴胡疏肝散

内容见"临界肝功能异常的亚健康调治"，不再赘述。

补肝汤

【主要成分】熟地黄、白芍、当归、酸枣仁、木瓜、川芎、炙甘草。

【功能】补肝养血。

【适宜人群】肝系亚健康人群及肝血不足所致的头晕目眩、少寐不安、爪甲不华、目干涩等症状为主者。

龙胆泻肝汤

【主要成分】龙胆草、栀子、黄芩、木通、泽泻、车前子、柴胡、甘草、当归、生地黄。

【功能】清肝泻火，清热利湿。

【适宜人群】肝系亚健康人群及肝火上炎、肝经湿热所致的头痛目赤、胁痛口苦、阴囊潮湿等症状为主者。

（3）脾系亚健康的调治：脾在中医五脏中的生理功能主要表现为脾主运化、脾主升清和脾主统血。其中脾主运化是指脾具有把饮食水谷转化为水谷精微和津液，并将其吸收、转输到全身各脏腑的生理功能；脾主升清是指脾具有把精微物质上输于心肺而化生气血和维持人体脏器位置恒定的生理功能；脾主统血是指脾具有固摄血液，使其在脉中正常运行而不溢出脉外的功能。

由于脾主运化功能失常，导致水湿潴留、清阳不升，从而引起一系列的脾系亚健康症状，如食少腹胀、饭后尤甚，大便溏薄，肢体倦怠困重，少气懒言，面色萎黄或㿠白，或伴畏寒肢冷，形体消瘦或虚胖等。

1）精神情志调治：脾系亚健康人群性格多内向而不稳定，胆小而不喜欢冒险。思则气结，过思伤脾，这类人群当多参加有益的社会活动，多与别人交谈沟通，培养豁达乐观的生活态度，不可过度劳神，避免过度紧张，保持稳定平和的心态。

2）生活起居调治：以脾气虚、脾阳虚为主者，由于气虚卫阳不足，易感外邪，故其平时应注意保暖，防止劳汗当风、外邪侵袭；此外由于脾主四肢，故可微动四肢，以流通气血，促进脾胃运化。劳则气耗，因此该类人群尤当注意不可过于劳作，以免更伤正气。脾系亚健康人群兼痰湿停滞者平时应多进行户外活动，经常晒太阳或进行日光浴，以舒展阳气、通达气机；保持居室干燥，衣着应透湿散气。

3）经络腧穴调治：此类人群可选择具有健脾益气祛湿作用的穴位，针灸并用，施以补法，如脾俞、足三里、气海、关元、神阙、腰阳关、丰隆等。

4）运动功法调治：由于脾系亚健康人群多体能偏低，且过劳易于耗气，因此要注意"形劳而不倦"，不宜进行大负荷、强体力运动，忌用猛力和做长久憋气的动作，锻炼宜采用低强度、多次数的运用方式，循序渐进，持之以恒，如慢跑、健步走等；此外也可选择一些比较柔缓的传统健身功法，如太极拳、太极剑、八段锦等。

5）饮食调治：脾系亚健康人群应注意定时定量，全面均衡，以清淡而易消化的食物为主，如各种谷类、豆类、鱼类、蔬菜、水果等，平时可以多吃具有健脾益气、助阳化湿作用的食品，如小米、糯米、粳米、红薯、南瓜、菜花、胡萝卜、土豆、山药、香菇、莲藕、莲子、芡实、白果、扁豆、黄豆、豇豆、豌豆、豆腐、鸡肉、鸡蛋、鹌鹑蛋、猪肚、牛肉、兔肉、羊肉、淡水鱼、黄鱼、刀鱼、泥鳅、黄鳝、大枣、苹果、橙子、菱角、龙眼肉等。少食滋腻耗气的食物，如奶油、甜食、槟榔、生萝卜等，以免碍脾更伤脾气。不宜多食生冷苦寒、辛辣燥热的食物。

➤药膳方面，脾系亚健康人群可选择具有健脾益气、助阳化湿功效的"药食同源"食物，如橘皮、山药、茯苓、薏苡仁、白扁豆、党参、黄芪、白术、莲子、芡实等。

山药粥

【原料】山药 30 克，粳米 100 克。

【制法】将山药和粳米一起入锅，加清水适量煮粥，每日晚饭时食用。

【功效】补中益气。本品适用于脾系亚健康人群中脾气亏虚而见食少腹胀、大便溏薄、肢体倦怠、神疲乏力等症者。

党参黄芪乳鸽汤

内容见"亚健康证候分类与调治"，不再赘述。

黄芪党参汽锅鸡

【原料】黄芪 20 克，党参 20 克，母鸡 1 只，葱、生姜、食盐、料酒、味精、花椒水适量。

【制法】母鸡洗净切块，放入沸水锅内烫 3 分钟捞出以洗净血沫，装入汽锅内，加入葱、生姜、味精、料酒、花椒水、黄芪、党参等，汽锅盖上盖，上笼蒸 3 小时取出，拣去生姜、葱、黄芪、党参即成。

【功效】补中益气。本品适用于脾系亚健康人群中脾气亏虚而见食少腹胀、大便溏薄、肢体倦怠、神疲乏力等症者。

怀山云苓瘦肉汤

【原料】怀山药 40 克，云苓 25 克，蜜枣 4 个，猪瘦肉 500 克，猪碎骨 500 克，生姜 3 片。

【制法】将怀山药、云苓、蜜枣洗净浸泡；猪瘦肉、猪碎骨洗净，猪瘦肉整块不切。以上材料与生姜放入砂锅内，加入清水 3000 毫升，武火煲沸后文火煲 3 小时，加入适量盐、油调味即可。

【功效】补气健脾，祛湿利水。本品适用于脾系亚健康人群中脾虚湿停而见食少腹胀、大便溏薄、肢体倦怠、神疲乏力等症者。

西洋参芡实排骨汤

内容见"亚健康证候分类与调治",不再赘述。

黄芪山药粥

内容见"亚健康证候分类与调治",不再赘述。

黄芪薏苡仁粥

内容见"亚健康证候分类与调治",不再赘述。

黄芪童子鸡

内容见"亚健康证候分类与调治",不再赘述。

怀山北芪玉米汤

内容见"亚健康证候分类与调治",不再赘述。
➤药茶方面举例如下。

党参大枣茶

内容见"亚健康证候分类与调治",不再赘述。

黄芪茶

内容见"亚健康证候分类与调治",不再赘述。

6)中药干预:脾系亚健康人群可选择一些健脾益气、祛湿化痰的药物,举例如下。

补中益气汤

内容见"无症状性蛋白尿的亚健康调治",不再赘述。

归脾丸

内容见"亚健康症状分类与调治",不再赘述。

参苓白术散

内容见"亚健康证候分类与调治",不再赘述。

黄芪建中汤

【主要成分】黄芪、桂枝、白芍、饴糖、生姜、大枣、炙甘草。

【功能】温中补虚,缓急止痛。

【适宜人群】脾系亚健康人群中脾阳不足而见胃脘空腹疼痛、喜温喜按、得食痛减、食少、神疲乏力等症者。

（4）肺系亚健康的调治：肺在中医五脏中的生理功能主要表现在主气司呼吸、主宣发肃降、通调水道和朝百脉主治节四个方面。其中肺主气司呼吸是指肺可主呼吸之气,是体内外气体交换的场所;同时肺又可主司一身之气的生成和运行。肺主宣发肃降、通调水道是指肺具有调节腠理开合、向上向下宣散水谷精微和津液的生理功能。肺朝百脉主治节是指全身的气血都通过百脉流经于肺,经肺的呼吸,进行体内外清浊之气的交换,并助心行血。

肺上述功能异常时,会引起一系列的肺系亚健康症状,如气少不足以息、体倦懒言、声音低怯、平素痰多清稀、自汗畏风、易于感冒等。

1）精神情志调治：肺系亚健康人群性格多内向不稳定,易于悲伤消极,忧郁脆弱,敏感多疑。过悲伤肺,故此类人群当多参加有益的社会活动,多与别人交谈沟通,培养其豁达乐观的生活态度。

2）生活起居调治：由于肺气虚机体不能宣发卫气于肌表,腠理不固,易于感冒,故肺系亚健康人群平时应注意保暖,防止劳汗当风、外邪侵袭。同时由于劳则气耗,因此该类人群尤当注意不可过于劳作,以免更伤正气。肺系亚健康人群兼痰湿停滞者平时应多进行户外活动,经常晒太阳或进行日光浴,以舒展阳气,通达气机;保持居室干燥,衣着应透湿散气。

3）经络腧穴调治：肺系亚健康人群可选择具有养肺益气祛湿的穴位,针灸并用,施以补法,如肺俞、足三里、气海、关元、丰隆等。

4）运动功法调治：由于肺系亚健康人群多体能偏低,且过劳易于耗气，因此要注意"形劳而不倦"，不宜进行大负荷、强体力运动，忌用猛力和做长久憋气的动作，锻炼宜采用低强度、多次数的运用方式，循序渐进，持之以恒，如慢跑、健步走等。此外，这类人群也可选择一些比较柔缓的传统健身功法，如太极拳、太极剑、八段锦等。

5）饮食调治：肺系亚健康人群应注意定时定量，全面均衡，以清淡而易消化的食物为主，如各种谷类、豆类、鱼类、蔬菜、水果等，平时可以多吃具有养肺益气、化痰去湿作用的食物。该类人群应少食滋腻耗气的食物，如奶油、甜食、槟榔、生萝卜等，以免碍脾更伤肺气；不宜多食生冷苦寒及辛辣燥热的食物。

➢药膳方面，肺系亚健康人群可选择具有养肺益气、化痰去湿、宣发肺气功效的"药食同源"食物，如黄芪、白术、杏仁、荆芥、防风、橘皮、山药、茯苓、薏苡仁、白扁豆、党参、莲子、芡实等。

黄芪童子鸡

内容见"亚健康证候分类与调治"，不再赘述。

怀山北芪玉米汤

内容见"亚健康证候分类与调治"，不再赘述。

黄芪膏

【原料】黄芪480克。

【制法】黄芪用水煎透，炼蜜成膏，以白开水冲服。

【功效】补肺益气。本品适用于肺系亚健康人群见气少不足以息、体倦懒言、声音低怯等。

➢药茶方面举例如下。

玉屏风茶

内容见"亚健康证候分类与调治"，不再赘述。

黄芪茶

内容见"亚健康证候分类与调治"，不再赘述。

6）中药干预

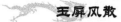

内容见"无症状性蛋白尿的亚健康调治"，不再赘述。

补肺汤

【主要成分】人参、黄芪、熟地黄、五味子、紫菀、桑白皮。

【功能】补肺益气，止咳平喘。

【适宜人群】肺系亚健康人群见肺虚咳喘、气短自汗、声音低弱等。

（5）肾系亚健康的调治：肾在中医五脏中的生理功能主要表现在主藏精、主水、主纳气三个方面。其中肾主藏精是指肾具有贮藏精气的作用，是促进机体生长发育及生殖成熟的物质基础。肾主水是指肾气可调节体内津液的输布和排泄，维持着津液代谢平衡。肾主纳气是指肾气有摄纳肺所吸入的自然界清气，以保持吸气的深度，防止呼吸表浅的作用。

肾上述功能异常时，会引起一系列的肾系亚健康症状，主要反映在生长发育、生理功能、水液代谢的异常方面，如腰膝酸软、耳鸣耳聋、发白早脱、齿牙动摇、阳痿遗精、夜尿频多或遗尿失禁、大便溏薄等。

1）精神情志调治：以肾阴虚为主者，阴虚之人由于身体内阴液缺乏而容易虚火上扰，常表现为性情急躁、外向好动、过于活泼、时常心烦易怒，这些情绪特点反而更易加重虚火的上扰，加速消耗阴血，助生燥热，加重阴虚证，形成恶性循环。因此这类人群平时宜克制情绪、遇事冷静、安神定志、舒缓情志，学会正确对待喜与忧、苦与乐、顺与逆，保持稳定的心态。以肾阳虚为主的亚健康人群由于常表现出情绪不佳、易悲哀，故必须加强精神调养，应多与别人交谈沟通，主动调整自己的情绪；要善于自我排遣或向他人倾诉，消除不良情绪，平时可多听一些激扬、高亢、豪迈的音乐，以调动情绪。

2）生活起居调治：以肾阴虚为主者，由于阴不制阳而阳气易亢，因此其应保证充足的睡眠时间，以藏养阴气；尽量避免工作紧张、熬夜、剧烈运动、高温酷暑的工作环境；特别是冬季，更要注意保护阴精，节制房事，惜阴保精。肾系亚健康人群以肾阳虚为主者平时应多进行户外活动，以舒展阳气；天气湿冷时尽量减少户外活动。春夏培补阳气，肾阳虚者夏季要避免长时间待在空调房间；秋冬避寒就温，多进行日光浴。

3）经络腧穴调治：肾系亚健康人群可选择具有补肾养阴助阳的穴位，针灸并用，施以补法，如肾俞、气海、关元、三阴交等。

4）运动功法调治：由于肾系亚健康人群多体能偏低，且过劳易于耗气，因此要注意"形劳而不倦"，不宜进行大负荷、强体力运动，忌用猛力和做长久憋气的动作，锻炼宜采用低强度、多次数的运用方式，循序渐进，持之以恒，如慢跑、健步走等。此外，该类人群也可选择一些比较柔缓的传统健身功法，如太极拳、太极剑、八段锦等。

5）饮食调治：肾系亚健康人群应注意定时定量，全面均衡，以清淡而易消化的食物为主，如各种谷类、豆类、鱼类、蔬菜、水果等，平时可以多吃具有补肾养阴、温肾助阳作用的食品，如芝麻、糯米、核桃仁、黑豆、乌贼、龟、鳖、海参、鲍鱼、螃蟹、牛奶、牡蛎、蛤蜊、海蜇、海马、猪皮、豆腐、甘蔗、桃子、银耳等。不宜多食生冷苦寒及辛辣燥热的食物。

➤药膳方面，此类人群可选择具有补肾养阴、温肾助阳功效的"药食同源"食物，如山药、黑桑椹、黑芝麻、核桃仁、何首乌、阿胶、枸杞子、女贞子、旱莲草、龟板胶、鹿角胶、杜仲、肉桂、鹿茸、益智仁、冬虫夏草、牛膝、菟丝子等。

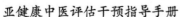 **甲鱼二子汤**

【原料】甲鱼1只，女贞子、枸杞子各20克。

【制法】甲鱼与女贞子、枸杞子同煮汤，调味后食甲鱼饮汤，连食数剂。

【功效】滋补肾阴。本品用于肾阴虚亚健康人群见腰痛、遗精、头晕、眼花等症。

黑豆枸杞粥

【原料】黑豆 100 克，枸杞子 5 克，大枣 10 枚。

【制法】黑豆、枸杞子、大枣一起放入锅内，加水适量，用武火煮沸后，改用文火熬至黑豆烂熟即可。

【功效】滋补阴精。本品用于肾阴虚亚健康人群见腰痛、遗精、头晕、眼花等症。

枸杞杜仲鹿肉汤

内容见"亚健康证候分类与调治"，不再赘述。

肉桂鸡肝

内容见"亚健康证候分类与调治"，不再赘述。

虾马童子鸡

内容见"亚健康证候分类与调治"，不再赘述。

核桃羊肉粥

内容见"亚健康证候分类与调治"，不再赘述。

韭菜炒胡桃仁

内容见"亚健康证候分类与调治"，不再赘述。

益智安草炖鹅肉

内容见"亚健康证候分类与调治"，不再赘述。

鹿茸炖鸡

内容见"亚健康证候分类与调治"，不再赘述。

➢药茶方面举例如下。

女贞桑椹茶

内容见"亚健康证候分类与调治"，不再赘述。

6）中药干预：肾系亚健康人群可选择一些补肾养阴、温肾助阳的药物。

桂附地黄丸

内容见"亚健康证候分类与调治"，不再赘述。

六味地黄丸

内容见"亚健康症状分类与调治"，不再赘述。

二至丸

【主要成分】女贞子、旱莲草。

【功能】补肾养阴。

【适宜人群】肾阴不足而见腰痛、遗精、耳鸣、头晕、眼花等症者。

龟鹿二仙胶

【主要成分】鹿角、龟板、人参、枸杞子。

【功能】滋阴填精，益气壮阳。

【适宜人群】肾元亏虚、精血阴阳不足而见腰膝酸软、形体消瘦、两目昏花、齿摇发脱、阳痿遗精、久不孕育等症者。

左归丸

内容见"无症状性蛋白尿的亚健康调治"，不再赘述。

右归丸

内容见"亚健康症状分类与调治"，不再赘述。

★脏腑兼证的亚健康分类与调治

（1）心脾两虚型亚健康调治：心主血，血充则气足，血虚则气弱，心血不足，无以化气，则脾气亦虚。脾为气血生化之源，脾气虚弱，则生血不足，进而导致心血亏虚。上述心脾两脏的相关功能失常导致心血不足和脾气虚弱时就会表现出心脾两虚型亚健康症状，如失眠多梦、眩晕健忘、面色萎黄、食欲不振、腹胀便溏、神倦乏力，或妇女月经量少色淡等。

1）精神情志调治：由于心之阴血不足而容易虚火上扰，加速消耗阴血，形成恶性循环。因此心脾两虚型亚健康人群平时要注意自我的心理调节，保持"恬淡虚无"的平和心境，避免大喜大悲，学会正确对待喜与忧、苦与乐、顺与逆，保持稳定的心态。此外该类人群由于脾气不足，故其性格多内向不稳定，胆小而不喜欢冒险，思则气结，过思伤脾，因此不可过度劳神思虑，避免过度紧张。

2）生活起居调治：因其心血不足，血属阴，阴不制阳而阳气易亢，因此心脾两虚型亚健康人群应注意保证充足的睡眠时间，以藏养阴血；尽量避免工作紧张、熬夜等耗伤阴血的情况；同时，由于劳则气耗、思则伤脾，因此此类人群尤当注意不可过于劳作及过于思虑，以免更伤脾气，此外由于热则耗气，故夏当避暑。

3）经络腧穴调治：该类人群可选择具有益气健脾、养心补血作用的穴位，针灸并用，施以补法，如心俞、脾俞、血海、足三里、气海、关元、三阴交等。

4）运动功法调治：由于心脾两虚型亚健康人群多体能偏低，且过劳易于耗气，因此要注意"形劳而不倦"，不宜进行大负荷、强体力运动，忌用猛力和做长久憋气的动作，锻炼宜采用低强度、多次数的运用方式，循序渐进，持之以恒，如慢跑、健步走等。此外，这类人群也可选择一些比较柔缓的传统健身功法，如太极拳、太极剑、八段锦等。

5）饮食调治：心脾两虚型亚健康人群应注意定时定量，全面均衡，以清淡而易消化的食物为主，如各种谷类、豆类、鱼类、蔬菜、水果等，平时可以多吃具有健脾益气、养心补血作用的食品，如糯米、粳米、薏苡仁、荞麦、栗子、白扁豆、山药、南瓜、猴头菇、大枣、野猪肉、乳鸽、鹌鹑、饴糖等，忌吃破气耗气之物，如山楂、槟榔、大蒜、萝卜缨、香菜、大头菜、胡椒、紫苏叶、薄荷、荷叶等。

➤药膳方面，这类人群可选择具有健脾益气、养心补血功效的"药食同源"食物，如人参、太子参、西洋参、党参、黄芪、白术、黄精、紫河车、山药、熟地黄、桑椹、何首乌、阿胶、当归、龙眼肉等，举例如下。

红景天芪枣炖瘦肉

【原料】红景天 9 克，黄芪 15 克，莲子肉 10 克，大枣 5 枚，猪瘦肉 300 克。

【制法】猪瘦肉洗净切块，与洗净的红景天、黄芪、莲子肉、大枣一同放入砂锅，加适量清水，武火煮沸后改文火熬煮 1 小时。

【功效】补气养心，益气养血。本品适用于心脾气血两虚而见失眠多梦、食欲不振、神疲、乏力等症者。

参枣米饭

【原料】党参 15 克，糯米 250 克，大枣 30 克，白糖 50 克。

【制法】将党参、大枣煎取药汁备用，然后将糯米淘净后加水适量煮熟，扣入碗中，再将煮好的党参、大枣摆在饭面上；最后加白糖于药汁中，煎成浓汁，倾倒在枣饭面上即成，空腹食用。

【功效】益气补中，养血宁神。本品适用于心脾气血两虚而见失眠多梦、食欲不振、神疲、乏力等症者。

花生米红枣汁

【原料】花生米 100 克，干红枣 50 克，红糖适量。

【制法】花生米温水泡半小时，去皮；红枣洗净后以温水泡发，与花生米同放锅内，注入花生米水，酌加清水，文火煎半小时，捞去花生衣，加红糖适量，饮汁吃枣，每日 3 次。

【功效】养血补血，健脾益气。本品适用于心脾气血两虚而见失眠多梦、食欲不振、神疲、乏力等症者。

参归猪肝汤

【原料】猪肝 250 克，党参 15 克，当归身 15 克，枣仁 10 克，生姜、葱白、料酒、食盐、鸡精适量。

【制法】先将党参、当归身洗净切薄片，枣仁洗净打碎，加清水适量煮后取汤，然后将猪肝切片，与料酒、食盐、鸡精、水豆粉拌匀，放入汤内煮至肝片散开，加入拍破的生姜、切断的葱白，盛入盒内蒸15～20分钟，食肝片饮汤。

【功效】补血宁神。本品适用于心脾气血两虚的心悸、失眠、面色萎黄等症者。

芪归猪蹄汤

【原料】党参、当归、黄芪各30克，通草9克，猪蹄2只，虾米30克。

【制法】将党参、当归、黄芪、通草装入纱布袋内扎口，与猪蹄、虾米一同入砂锅内加水煮熟后，加盐调味，食肉饮汤。

【功效】补气养血，通经下乳。本品适用于心脾气血亏虚所致的头晕目眩、心悸、失眠、多梦、神疲乏力及产后气血亏虚、乳汁不足、体虚自汗者。

宝鸡汤

【原料】猪肉、猪杂骨各750克，党参、茯苓、白术、白芍各5克，熟地黄、当归各7.5克，川芎3克，炙甘草3克，母鸡1只（约重1000克），调料适量。

【制法】将上述诸药装纱布袋内，扎口；猪杂骨锤破，猪肉、鸡洗净同放锅内，加水，用武火烧沸后，撇去浮沫，加拍破之葱、姜和黄酒，转用文火炖至肉烂。弃药袋，捞出鸡，猪肉分别切成小块，再放回锅内，加盐、鸡精，佐餐服食。

【功效】调补气血，健脾益胃。本品适用于心脾气血两虚而见面色萎黄、食欲不振、四肢乏力等症者。

归参黄鳝

【原料】黄鳝500克，当归、党参各15克，调料适量。

【制法】黄鳝洗净切丝；当归、党参入纱布袋，扎口；三者同放锅内，加清水适量，武火烧沸，去浮沫，加黄酒，转文火煮熬 1 小时，去药袋，加盐、鸡精调味，食黄鳝饮汤。

【功效】补益气血。本品适用于心脾气血不足而见失眠多梦、面黄、乏力等症者。

参归炖猪心

【原料】猪心 1 个，人参 15 克，当归 10 克，葱、姜、盐、料酒适量。

【制法】人参、当归清水洗净，猪心洗净去血水。同入砂锅炖熟，吃猪心饮汤汁。

【功效】养血安神，健脾益气。本品适用于心脾气血不足之心神不安、失眠多梦、惊悸健忘等症者。

➤药茶举例如下。

党参大枣茶

【原料】党参 20 克，红茶 3 克，大枣 10～20 枚。

【制法】将党参、大枣加水煎煮 30 分钟，冲泡红茶饮用。

【功效】补益气血。本品适用于各类心脾气血两虚类人群。

当归黄芪茶

【原料】生黄芪 15～30 克，大枣 30 克，当归 20 克。

【制法】将生黄芪、大枣、当归加水煎煮 30 分钟，代茶饮用。

【功效】补气养血。本品适用于各类心脾气血两虚类人群。

6）中药干预：心脾两虚型亚健康人群可选择一些健脾益气、养心补血的中药。

人参归脾丸

【主要成分】人参、白术、黄芪、甘草、茯苓、远志、酸枣仁、龙眼肉、当归、木香、大枣。

【功能】益气补血，健脾养心。

【适宜人群】心脾气血两虚型亚健康人群伴疲倦乏力、食欲不振、多梦易醒等。

（2）心肾不交型亚健康调治：心火下降于肾，以温肾水；肾水上济于心，以制心火，心肾相交，则水火既济。若肾水不足，心火失济，则心阳偏亢，或心火独炽，下及肾水，致肾阴亏于下，心火炽于上，水火不济。上述心肾两脏的相关功能失常导致肾阴亏于下和心火炽于上时就会表现为心神不交型亚健康症状，如心烦不寐、心悸健忘、头晕耳鸣、腰酸遗精、五心烦热、咽干口燥，或伴见腰部下肢酸困发冷。

1）精神情志调治：由于肾阴亏于下、心火炽于上，而容易虚火上扰，加速消耗阴血，形成恶性循环。因此心肾不交型亚健康人群平时要注意自我的心理调节，保持"恬淡虚无"的平和心境，避免大喜大悲，学会正确对待喜与忧、苦与乐、顺与逆，保持稳定的心态。

2）生活起居调治：因其肾阴亏于下、心火炽于上，阴不制阳而阳气易亢，因此应注意保证充足的睡眠时间，以藏养阴血；尽量避免工作紧张、熬夜等耗伤阴血的情况。

3）经络腧穴调治：此类人群可选择具有交通心肾、清火安神的穴位，如肾俞、三阴交、神门、劳宫、少府等。

4）运动功法调治：由于该类人群体内津液、精血等阴液亏少，所以只适合做中小强度、间断性的运动锻炼，如太极拳、太极剑、八段锦等动静结合的传统健身项目。此外由于该类人群机体阴虚常伴阳气偏亢，故不宜进行剧烈运动，应避免大强度、大运动量的锻炼形式，避免在炎热的夏天或闷热的环境中运动，以免出汗过多，损伤阴液，锻炼时要控制出汗量，以微微出汗为妙，及时补充水分。皮肤干燥者可多游泳，不宜洗桑拿。

5）饮食调治：心肾不交型亚健康人群应注意定时定量，全面均衡，多食具有滋阴作用的食物，要选味甘、性寒凉之物，如芝麻、糯米、绿豆、乌贼、龟、鳖、海参、鲍鱼、螃蟹、牛奶、牡蛎、蛤蜊、海蜇、鸭肉、猪皮、豆腐、甘蔗、桃子、银耳、蔬菜、水果等；少食辛辣、温热食物，如羊肉、狗肉、葱、姜、蒜、韭菜、薤白、辣椒等，以免助热伤阴。这类人群还应忌吃或少吃炒花生、炒黄豆、炒瓜子、锅巴、爆米花、荔枝、龙眼肉、佛手柑、杨梅、芥菜、砂仁、荜茇、草豆蔻、肉桂、白豆蔻、大茴香、小茴香、丁香、薄荷、红参、肉苁蓉、锁阳等；同时还应戒酒，因为饮酒伤阴，会加重内热。此外，阴虚证亚健康人群可以适当食用具有清热作用的食物，如芹菜、香蕉、西瓜、冬瓜、菊花、板蓝根、苋菜、绿豆芽、黄豆、小米、荞麦等。另外，此类人群尤其应该注重夏秋时节食养，由于夏热秋燥，而阴虚者有着耐寒不耐热燥的特点，因此要注重夏秋季节的饮食选择。夏季气温较高，人体水分流失较多，阴虚者更易缺水，因此夏季饮食宜以清淡、滋补、清热为主，多食夏季新鲜蔬果，同时饮食应以汤、羹、汁、粥等汤水较多的膳食为主，少吃辣椒、肥肉等食物。

➤药茶方面，心肾不交型亚健康人群可选择具有滋养肾阴、清心泻热功效的"药食同源"食物，如黑芝麻、黑桑椹、枸杞子、黑豆、梨、荸荠、莲藕、蜂蜜、牛乳、枇杷、冰糖、银耳、山药、茯苓（神）、酸枣仁、柏子仁、夜交藤、百合、莲子心等，或有些中药材和食物巧妙地烹饪加工后，也可起到药膳防治的作用。

莲心枸杞茶

【原料】莲子心 2 克，生甘草 3 克，枸杞子 3 克。

【制法】上药研末，沸水冲泡盖焖 15～30 分钟，代茶饮。

【功效】清心除烦，补肾养阴。本品适用于心肾不安而见心烦、失眠多梦、腰酸等症者。

6）中药干预：心肾不交型亚健康人群可选择一些交通心肾的中药，举例如下。

交泰丸

【主要成分】黄连、肉桂。

【功能】泻心火，助肾阳。

【适宜人群】心肾不交型亚健康人群见失眠多梦、腰膝酸冷、阳痿、便溏等。

黄连阿胶汤

内容见"亚健康症状分类与调治"，不再赘述。

（3）肝郁脾虚型亚健康调治：肝主疏泄，有助于脾的运化功能，脾主运化，气机通畅，有助于肝气的疏泄，故在上述两脏功能异常时，可相互影响，形成肝失疏泄、脾失健运所表现的肝郁脾虚型亚健康症状，如胸胁胀满窜痛、喜太息、情志抑郁或急躁易怒、纳呆腹胀、便溏不爽、肠鸣矢气。

1）精神情志调治：内容见"肝系亚健康的调治"部分。

2）生活起居调治：由于肝气郁结，气机不畅，因此肝郁脾虚型亚健康人群要注意舒畅情志、宽松衣着，适当增加户外活动和社会交往，以放松身心，和畅气血。此外，由于此类人群常伴有脾气不足，气虚则卫阳不足、易感外邪，故平时应注意保暖，防止劳汗当风、外邪侵袭。另外由于脾主四肢，故这类人群可微动四肢，以流通气血、促进脾胃运化。劳则气耗，因此该类人群尤当注意不可过于劳作，以免更伤正气。

3）经络腧穴调治：肝郁脾虚型亚健康人群可选择具有疏肝解郁、益气健脾的穴位，如太冲、合谷、足三里、脾俞、气海等。

4）运动功法调治：由于肝郁脾虚型亚健康人群多见长期情志不畅、气机郁滞，故应尽量增加户外活动，以鼓动气血、疏发肝气、促进食欲、改善睡眠。此外，该类人群由于伴有脾气虚损情况，多体能偏低，且过劳易于耗气，因此要注意"形劳而不倦"，不宜进行大负荷、强体力运动，忌用猛力和做长久憋气的动作，锻炼宜采用低强度、多次数的运用方式，循序渐进，持之以恒，如慢跑、健步走等。此外，该类人群也可选择一些比较柔缓的传统健身功法，如太极拳、太极剑、八段锦等。

5）饮食调治：该类人群应注意定时定量，全面均衡，多食具有疏肝健脾作用的食物，如大麦、荞麦、高粱、小米、糯米、粳米、红薯、南瓜、佛手瓜、白萝卜、胡萝卜、土豆、山药、香菇、莲藕、洋葱、香菜、包心菜、刀豆、柑橘、柚子、玫瑰花、茉莉花、莲子、扁豆等；少食收敛酸涩及滋腻耗气的食物，如石榴、乌梅、青梅、杨梅、李子、柠檬等，以免阻滞气机，更伤脾气。

➢药膳方面，肝郁脾虚型亚健康人群可选择具有理气解郁、益气健脾功效的"药食同源"食物，如橘皮、玫瑰花、茉莉花、薄荷、柴胡、香附、白芍、川芎、佛手、党参、黄芪、白术、莲子、茯苓、薏苡仁等。

橘皮粥

内容见"亚健康证候分类与调治"，不再赘述。

疏肝健脾粥

【原料】柴胡6克，白芍、枳壳、茯苓、薏苡仁、山药各12克，香附、川芎、陈皮、甘草各3克，粳米50克，白糖适量。

【制法】将上述十味中药水煎，取汁去渣，加入粳米煮粥，待粥将成时加白糖调味。

【功效】疏肝解郁，益气健脾。本品适用于肝郁脾虚型亚健康人群而见胸胁胀满窜痛、喜太息、情志抑郁或急躁易怒、纳呆腹胀、便溏不爽、肠鸣矢气等症。

山药橘皮粥

【原料】山药30克，橘皮30克，粳米100克。

【制法】将山药、橘皮和粳米一起入锅，加清水适量煮粥，每日晚饭时食用。

【功效】理气疏肝，补中益气。本品适用人群同"疏肝健脾粥"。

➤药茶方面举例如下。

柴胡党参大枣茶

【原料】柴胡20克，党参20克，红茶3克，大枣10～20枚。

【制法】将柴胡、党参、大枣加水煎煮30分钟，冲泡红茶饮用。

【功效】疏肝解郁，补脾益气。本品适用人群同"疏肝健脾粥"。

6）中药干预：肝郁脾虚型亚健康人群可选择一些疏肝解郁、健脾益气的中药。

逍遥丸

内容见"高体重的亚健康调治"，不再赘述。

（4）肝肾阴虚型亚健康调治：肝肾阴液相互资生，肝阴充足，则下藏于肾，肾阴旺盛，则上滋肝木，故有"肝肾同源"之说。在病理上，两者往往相互影响，表现为盛则同盛，衰则同衰，从而形成肝肾阴虚型亚健康症状，如头晕目眩、耳鸣健忘、失眠多梦、咽干口燥、腰膝酸软、胁痛、五心烦热、颧红盗汗、男子遗精、女子经少。

1）精神情志调治：内容见"亚健康证候分类与调治"中阴虚证部分。

2）生活起居调治：内容见"亚健康证候分类与调治"中阴虚证部分。

3）经络腧穴调治：肝肾阴虚型亚健康人群可选择具有补肾养阴、养肝补血的穴位，如肝俞、肾俞、三阴交、涌泉、太溪、照海等。

4）运动功法调治：由于肝肾阴虚型亚健康人群的体内津液、精血等阴液亏少，所以该类人群只适合做中小强度、间断性的运动锻炼，应重点调养肝肾之功，如太极拳、太极剑、八段锦等动静结合的传统健身项目。此外由于该类人群阴虚常伴阳气偏亢，故不宜进行剧烈运动，应避免大强度、大运动量的锻炼形式，避免在炎热的夏天或闷热的环境中运动，以免出汗过多，损伤阴液。其锻炼时要控制出汗量，以微微出汗为妙，及时补充水分。皮肤干燥甚者可多游泳，不宜洗桑拿。

5）饮食调治：内容见"亚健康证候分类与调治"中阴虚证部分。

➤药膳方面举例如下。

甲鱼二子汤

内容见"亚健康证候分类与调治"，不再赘述。

沙参山药粥

内容见"亚健康证候分类与调治"，不再赘述。

黑豆枸杞粥

内容见"亚健康证候分类与调治"，不再赘述。

桑椹粥

内容见"亚健康症状分类与调治",不再赘述。

何首乌粥

内容见"临界血脂异常症的亚健康调治",不再赘述。
➤药茶方面举例如下。

益阴茶

内容见"糖尿病前期的亚健康调治",不再赘述。

女贞桑椹茶

内容见"亚健康证候分类与调治",不再赘述。

益肝肾茶

【原料】熟地黄 200 克,枸杞子 150 克,制首乌 180 克,当归 100 克,杭菊花 40 克。

【制法】将以上药物捣碎或研末,每次 30～50 克,用沸水冲泡盖焖 15～30 分钟后代茶频饮,一日内服用完。

【功效】补益肝肾,养血明目。本品适用于肝肾阴虚所致的疲劳失眠、心烦潮热、头晕目眩、双目干涩、腰膝酸软等症者。

枸杞五味茶

【原料】枸杞子 20 克,五味子 10 克。

【制法】将以上药物捣碎或研末,用沸水冲泡盖焖 15～30 分钟后代茶频饮,一日内服用完。

【功效】补肝益肾,生津敛汗。本品适用于肝肾阴虚所致的腰膝酸软、心烦潮热、自汗盗汗等症者。

6)中药干预:可选择具有补肝肾、养阴血的中药。

左归丸

内容见"无症状性蛋白尿的亚健康调治",不再赘述。

地仙丸

【主要成分】枸杞子、熟地黄、甘菊、神曲、肉桂各 60 克，肉苁蓉 45 克。

【功能】补益肝肾，明目黑发。

【适宜人群】肝肾阴不足而见腰膝酸软、疲劳乏力、两目昏花、白发增多等症者。

沙苑莲须散

【主要成分】沙苑子、芡实、莲须、龙骨。

【功能】补益肝肾，固精止遗。

【适宜人群】肝肾阴不足而见腰膝酸软、遗精早泄等症者。

美髯丸

【主要成分】何首乌、白茯苓、牛膝、当归、枸杞子、菟丝子、补骨脂。

【功能】补益肝肾，乌须黑发。

【适宜人群】肝肾阴不足而见须发早白、齿牙松动、腰膝酸软等症者。

（5）脾肾阳虚型亚健康调治：肾为先天之本，脾为后天之本，在生理上脾肾阳气相互资生，相互促进。脾主运化，布精微，化水湿，均有赖命火之温煦；肾主布液，温养脏腑，须靠脾精的供养。若肾阳不足，不能温养脾阳，则脾阳亦不足；脾阳久虚，日渐损及肾阳，则肾阳亦不足。从而表现出脾肾阳虚型亚健康症状，如面色㿠白，畏寒肢冷，腰膝或下腹冷痛，大便溏薄等。

1）精神情志调治：内容参照"亚健康证候分类与调治"中阳虚证部分。

2）生活起居调治：内容参照"亚健康证候分类与调治"中阳虚证部分。

3）经络腧穴调治：腧穴保健应以温化水湿、畅通气血、温补阳气为主。可以在三伏天或三九天，尤其在阴历月末的晦日（阴历每月的最后一天，即大月三十日，小月二十九日），也就是最热或最冷的时候，选择 1～2 个具有温阳作用的穴位用艾条温和灸，可以选择的穴位有神阙、气海、关元、中极、涌泉、大椎、申脉、命门、中脘、中府、太溪、百会，或对以上穴位进行按摩。

4）运动功法调治：根据中医理论"春夏养阳，秋冬养阴"的观点，脾肾阳虚型亚健康人群的锻炼时间最好选择春夏天，一天中又以阳光充足的上午为最好的时机，其他时间锻炼应当在室内进行。这类人群适当进行户外有氧运动，如慢跑、散步、骑自行车、做广播操、跳舞等舒缓柔和的运动，传统的太极拳、八段锦、五禽戏等功法都可以促进血液循环以改善体质；也可采用适当的短距离跑和跳跃运动，如跳绳等可以振奋阳气的运动。运动的原则应遵循"手脚温热、面色红润、微微出汗"，强度不宜过大，每日 30～60 分钟，持之以恒。

5）饮食调治：内容参照"亚健康证候分类与调治"中阳虚证部分。

➤药膳方面举例如下。

当归生姜羊肉汤

内容见"亚健康证候分类与调治"，不再赘述。

狗肉粥

【原料】狗肉 500 克，粳米 100 克，生姜 2 片。

【制法】狗肉切成小块，少入生姜，同粳米同煮为粥。

【功效】温补脾肾，去寒助阳，轻身益气。本品适用于中老年体虚、阳气不足、营养不良、畏寒肢冷、腰膝软弱等。

栗子粥

【原料】栗子 10～20 个，粳米 100 克。

【制法】将栗子与粳米同煮为粥。

【功效】补肾强筋，健脾养胃。本品适用于中老年肾虚腰酸痛，腿脚无力或大便溏薄等。

枸杞杜仲鹿肉汤

内容见"亚健康证候分类与调治",不再赘述。

附子粥

内容见"亚健康证候分类与调治",不再赘述。

核桃羊肉粥

内容见"亚健康证候分类与调治",不再赘述。

淫羊藿茯苓炖乳鸽

内容见"亚健康证候分类与调治",不再赘述。

益智仁草炖鹅肉

内容见"亚健康证候分类与调治",不再赘述。

鹿茸炖鸡

内容见"亚健康证候分类与调治",不再赘述。
➢药茶方面举例如下。

肉桂茶

内容见"亚健康证候分类与调治",不再赘述。

6)中药干预:脾肾阳虚型亚健康人群可选择一些具有温中散寒、补肾助阳作用的中药。

附子理中丸

内容见"亚健康证候分类与调治",不再赘述。